PAUL GUTMANN

WELLNESS IN CAMERA

Come Migliorare Il Tuo Benessere Personale o Avere Successo Nel Tuo Albergo, Grazie Al Clima Tropicale *Hydrosoft*

Titolo

"WELLNESS IN CAMERA"

Autore

Paul Gutmann

Editore

Bruno Editore

Sito internet

http://www.brunoeditore.it

Sommario

Introduzione

Cara amica, caro amico,

se il titolo di questo libro ti ha incuriosito, significa che sei una persona attenta al tuo benessere e che, probabilmente, frequenti sporadicamente (o abitualmente) qualche centro wellness, alle terme o negli hotel. Ci tieni a migliorare il tuo fisico e il tuo aspetto esteriore, la tua salute, e desideri tenere alto il tuo livello di benessere.

E vorresti sapere come ottenere tutto questo nella camera di casa tua o in un altro ambiente domestico.

Oppure sei un albergatore, sempre attento a individuare nuove strategie per la tua attività imprenditoriale e a trovare una soluzione o un metodo che dia una sferzata positiva al tuo business e, dal titolo, intuisci una soluzione differenziante per le tue camere, alla quale molto probabilmente non hai mai pensato veramente, ma che potrebbe fare la grande differenza per incrementare i pernottamenti e il loro valore.

In queste pagine, voglio svelarti come sia possibile, oggi, (ma, in realtà, già da diversi anni) disporre di un sistema completamente naturale, comodo ed efficiente, di un metodo che ti permette di sfruttare davvero al massimo i benefici del wellness, nella sua espressione più efficace in assoluto.

Parlo della sudorazione, fondamentale per la salute, grazie alla sua naturale funzione fisiologica e ai suoi effetti benefici, se espletata nel tempo e con regolarità.

È un sistema che ho avuto la fortuna di conoscere diverso tempo fa e che mi ha dato la possibilità di sperimentare la sua forza nel cambiare in meglio la mia vita e quella di tante persone, come me e te. Rappresenta un concentrato di benefici per la tua salute e per la tua forma fisica, ma anche un sistema pratico per i tuoi momenti di sano relax, di calma interiore, di serenità e di pace con te stesso, il tutto comodamente nella tua abitazione, o anche nella camera di un albergo, dove avrai il privilegio di godere della tua personale ed esclusiva oasi di benessere e di pace.

In fondo, chi non accusa qualche problemuccio alla schiena?

Chi non soffre di qualche forma di dolore alla cervicale o di emicrania di vario genere? Chi non ha doloretti alle articolazioni? Soprattutto dai quaranta in su, tutti accusiamo qualche fastidio o qualche problema fisico, per non parlare dello stress, della stanchezza e della mancanza di tempo per ricaricare le energie. Una puntatina alle terme o in un centro wellness risolve solo in parte la questione, perché rimane comunque una soluzione solo temporanea e non continuativa, come dovrebbe invece essere per ottenere validi benefici sulla salute. Anche tu, probabilmente, come la maggior parte delle persone, non hai il tempo che sarebbe necessario da dedicare a questi momenti di relax e di rigenerazione, sei troppo vincolato dalla routine di tutti i giorni.

Con il "wellness in camera" azzeri questo problema e ti porti a casa il lusso di disporne ogni giorno e ogni volta che lo desideri o ne senti la necessità, riuscendo a trovare un momento per te stesso, per fare il pieno di relax e anche d'energia. In tema di sudorazione, sono solito suddividere le persone in due categorie: i "non saunisti", che sono la stragrande maggioranza, e i "saunisti", la minoranza. Molto probabilmente, fai parte anche tu della prima categoria: alla base, ci sono valide motivazioni personali per cui tendi a evitare la sauna o metodi simili, per scarso interesse o per pregresse esperienze più negative che positive. Oppure, quando ti trovi a contatto con qualche forma di wellness, si tratta quasi sempre di un fatto casuale e non cercato. O ancora, fai parte della seconda categoria, quella minoritaria: frequenti una sauna ogni volta che ne hai l'occasione, vai alle terme o nei centri wellness degli alberghi, intuisci che questa pratica ti fa stare meglio e vorresti questa sensazione ogni giorno, ma sai che non è possibile averla quotidianamente per diversi motivi, tra cui il tempo e la disponibilità.

Io mi annoveravo nella prima categoria: ricordo quelle poche volte che mi è capitato di entrare in una sauna: sentivo l'impatto di un calore eccessivo (per me opprimente), una sensazione non piacevole, che mi costringeva ad abbandonare la seduta molto prima del dovuto. Per cui, niente sudorazione. Non ero portato e non mi attirava l'idea (quasi masochistica) di "cuocermi" in un ambiente a 90 gradi centigradi, o anche più.

Per non parlare dell'*iter* che si deve seguire, delle regole e dei tempi da rispettare, del dover condividere con sconosciuti lo spazio disponibile, con la conseguenza di non sentirmi del tutto a mio agio.

Il motivo principale per cui sono stato un "non saunista" per molto tempo e per cui del wellness non sentivo proprio la mancanza è che preferivo di gran lunga fare le mie copiose sudate con lo sport, con la corsa e col trekking, sui sentieri alpini di cui sono appassionato. Finché mi capitò di fare una nuova e inaspettata esperienza di wellness, che mi lasciò un segno indelebile, soprattutto per l'impatto sulla mia salute e, di riflesso, sulla mia professione.

Anni fa, dopo una giornata a macinare chilometri per lavoro, mi fermai a pernottare in un albergo in Austria. Era già tardi e, alla reception, mi fu offerta l'ultima camera rimasta, dotata però di wellness privato e di una sauna. Dapprima rimasi dubbioso: oltre al sovrapprezzo di diciannove euro, mi sarei ritrovato in camera una sauna che comunque non avrei usato; come si dice, non me ne poteva importare di meno, volevo solo dormire e ripartire il giorno dopo. Rifiutai e mi accinsi ad andare via per trovare un'altra sistemazione. Ricordo che, a quel punto, la proprietaria dell'albergo mi spiegò gentilmente che non si trattava di una sauna convenzionale, ma di un sistema che permetteva di sudare in modo piacevole e che sicuramente mi avrebbe tolto la stanchezza della giornata e fatto dormire rilassato.

Alla mia obiezione di non aver nessuna intenzione di abbrustolirmi a 90 gradi, mi assicurò che la temperatura era molto più bassa (meno della metà), che mi sarei trovato sicuramente bene, che potevo prolungare la seduta per tutto il tempo voluto, senza avere alcuna controindicazione. Così, un po' per curiosità e un po' per l'ora tarda, decisi di provare, e accettai.

Per farla breve, mi trovai in una camera di classe standard, ma con un angolo occupato da una deliziosa cabina in legno di abete. Seguendo le poche e semplici istruzioni, la accesi, aspettai quindici minuti ed entrai. E fu una piacevole rivelazione.

Mi sentivo avvolto da un calore per nulla opprimente, anzi, un calore piacevole sin da subito, invitante e con un effetto rilassante. Ma soprattutto, già dopo alcuni minuti, sentivo affievolirsi il peso sulle spalle e il dolore alla cervicale di cui soffrivo da tempo, particolarmente fastidioso quel giorno, dopo ore passate in macchina, e già dopo dieci minuti di permanenza stavo sudando in modo abbondante e piacevole.

Insomma, io che non volevo assolutamente saperne della sauna, me la stavo godendo e mi stavo effettivamente rilassando.

Il giorno dopo mi sentivo rigenerato, riposato (avevo dormito molto bene) e con le giuste energie per affrontare altri chilometri e appuntamenti di lavoro. Una gran bella sensazione, tanto che mi vennero spontanee alcune domande: come sarebbe stata la mia vita se avessi avuto a disposizione una simile soluzione in ogni momento in cui ne sentissi bisogno o voglia, e magari a casa mia? Come avrebbe migliorato la mia salute, e cosa c'era dietro a quel modo di fare wellness? Qual era la ricetta di quel sistema che non avevo mai visto in Italia? Poteva risolvere l'annoso problema della mia cervicale? E cos'altro? Se questo sistema fosse stato davvero efficace, non sarebbe stato un ottimo aiuto per la salute e il benessere dei "saunisti" e, soprattutto, dei "non saunisti" come me? Comodamente a casa o nelle camere degli hotel?

Avevo a disposizione solo due modi per scoprirlo: quello di pernottare continuamente in albergo, ammesso che fosse disponibile il sistema nelle camere (soluzione difficile e dispendiosa), o quello di posizionare quel sistema in casa mia. Ovviamente, scelsi la seconda opzione, riuscendo a collocarlo al posto della vasca da bagno, che ormai in famiglia avevamo sostituito con la doccia.

Ebbi così la possibilità di provarne e testarne letteralmente sulla mia pelle gli effetti non solo immediati, ma soprattutto a lungo termine, quelli che maggiormente mi interessavano, indagando, al contempo, sulle esperienze di altre persone che hanno avuto la fortuna di disporre di questo straordinario metodo di sudorazione. Mi interessavano troppo i risvolti positivi che questo sistema poteva riservare in termini di salute, non solo a me, ma a chiunque abbia a cuore il proprio benessere. Benessere e salute per le persone: due valori che erano già alla base della mia attività di allora.

Ho avuto la fortuna di formarmi professionalmente in alcune nicchie di mercato, che riguardano la sfera del benessere e del clima abitativo, dalla bioedilizia senza compromessi, alla creazione di ambienti realizzati con materiali naturali senza chimica e senza emissioni, dalla realizzazione di un clima abitativo salubre in casa e sul lavoro, all'utilizzo corretto del riscaldamento negli ambienti. Avendo a cuore il miglior risultato possibile per la salute delle persone, ho sempre preferito andare sul sicuro, dando la precedenza alla ricerca di materiali e tecnologie dai risultati certificati, attraverso una severa selezione di produttori seri e competenti, senza mettere al primo posto i ricavi.

È con questo approccio che, dopo l'esperienza di quel pernottamento (del tutto casuale), ho iniziato a fare ricerca ed esperienza personale. Avevo intuito che gli ingredienti di quel sistema erano perfetti per realizzare le mie aspirazioni lavorative: divulgare e far conoscere a più persone possibili questo metodo, contribuendo attivamente a migliorare il benessere e la vita di tanti, e al contempo aiutare il settore alberghiero a migliorare il proprio posizionamento e la propria forza attrattiva, incrementando il valore e la frequenza dei pernottamenti in ogni stagione.

Mi ci sono voluti quasi due anni per sperimentare il nuovo sistema di sudorazione, facendo diverse sedute a settimana durante tutto l'anno, osservando gli effetti della sudorazione naturale sul mio stato di salute e su quello della mia famiglia. Mia moglie era la "cavia" perfetta: soffriva di perenni emicranie, dolori alla schiena e alla cervicale, oltre a una forma di spondilite, una malattia sistemica che colpisce le articolazioni. Da "non saunista", ci fu un'iniziale riluttanza, ma, vedendo gli effetti su di me, si convinse a fare le prime sedute, comodamente a casa, e a percepire i primi segnali positivi: calo delle emicranie, del dolore nelle ossa e una pelle più luminosa e setosa.

Anche su mia figlia, atleta di alto livello, ho osservato positivi effetti sul rilassamento muscolare, sulla capacità di rimuovere le contratture e di rigenerazione dopo l'attività sportiva di ogni giorno.

Inoltre, ho potuto raccogliere innumerevoli testimonianze intervistando direttamente gli albergatori cui ho fornito il sistema e, soprattutto, i loro ospiti, tanti privati che lo hanno successivamente posizionato a casa loro. Volevo la certezza assoluta sulla validità del suddetto sistema, prima di dedicarmi definitivamente a tempo pieno alla sua divulgazione, e prima di consigliarlo a tutte le persone come te.

Una prima spinta per scrivere queste pagine è nata dalla constatazione che la maggior parte di noi si approccia al wellness inconsapevolmente, in modo superficiale e scontato, all'insegna del "si è sempre fatto così", senza porsi il problema di cambiare o di cercare una soluzione migliorativa.
Ma è chiaro che fare le cose sempre uguali solo perché tutti le fanno, non può portare a nessun miglioramento.

E si finisce, così, nelle solite varianti del wellness: sauna finlandese, bagno turco, biosauna, cabine a infrarossi e altre ricette simili, sempre le solite ovunque si vada.

Tutti sistemi che appartengono al cosiddetto "wellness tradizionale", che hanno sicuramente i loro pregi, ma che soffrono, purtroppo, anche di problemi funzionali e di limitazioni non indifferenti per la maggior parte delle persone, oltre ai limiti oggettivi negli hotel e nelle strutture ricettive, con ricadute negative, sia a livello economico sia nel grado di soddisfazione dell'ospite.

E se succede anche a te di aver "sempre fatto così", non è certo colpa tua. Ti mancano semplicemente le giuste informazioni per capire cosa sia più sensato fare, in base alle tue aspettative e ai tuoi desideri in fatto di benessere, per decidere quale tipo di wellness sia più efficace per migliorare e mantenere il tuo stato di salute e quali siano i vantaggi di averlo a disposizione a casa tua o in una camera d'albergo. In queste pagine troverai quelle informazioni che io stesso ho appreso, sperimentato e applicato, e che sono sicuro eleveranno la qualità della tua vita e il tuo benessere psico-fisico nel tempo.

L'argomento è abbastanza vasto e, per questa ragione, ho scelto di parlartene facendo una panoramica sintetica, suddivisa in quegli argomenti che in realtà, anche se a un primo sguardo sembrano a sé stanti, sono indispensabili e interconnessi per una giusta comprensione del "wellness in camera" e della sua stretta correlazione con il migliore clima per il nostro benessere: il clima tropicale.

In queste pagine hai a disposizione diversi spunti inediti sul mondo del wellness, con un'angolatura non convenzionale. Potrai farti una precisa idea su quello che ti serve veramente per sfruttare al massimo l'azione benefica della sudorazione e rinforzare, in modo duraturo, il tuo benessere psicofisico.

"Wellness in camera" è il tuo potente alleato per raggiungere questo prezioso traguardo ed è il miglior investimento che puoi fare per preservarti negli anni a venire, un investimento per la vita. Scoprirai l'importanza della sudorazione e delle giuste condizioni climatiche per la tua salute.

Avrai una panoramica storica del wellness, per una consapevole visione della materia.

Scoprirai l'inventore del "wellness in camera", le sue vicissitudini, e di come abbia combinato i suoi problemi di salute e la sua esperienza nei propri hotel creando una formula vincente, per far fruttare al meglio le sue camere ed entusiasmare gli ospiti.

Potrai conoscere da vicino il sistema, com'è fatto e quali benefici puoi ottenere, comodamente a casa tua (o in una camera d'albergo).

Buona lettura.

Capitolo 1:
Come vivere in salute grazie alla sudorazione

Come avrai intuito dall'introduzione, leggendo questo libro avrai modo di conoscere un sistema che ti permetterà di sfruttare al massimo l'effetto della sudorazione, utilizzandone tutte le potenzialità, a tutto vantaggio del tuo benessere personale.

Conosci sicuramente la sauna finlandese e i suoi derivati, come la biosauna, le cabine a infrarossi, il bagno turco, e simili tipologie di wellness, tutte con lo stesso scopo: far sudare per influire beneficamente sulla salute.

Ciò che forse non conosci sono i diversi "limiti" congeniti di questi metodi, che scoprirai nei prossimi capitoli, e che sono il motivo per cui solo pochi possono permettersi di beneficiarne ogni volta che lo desiderano o che ne sentono il bisogno, anche quotidianamente.

Vi sono dei limiti insiti nella loro formulazione, sia nell'uso che nelle reazioni coatte a cui sottopongono il nostro corpo, creando ambienti climatici artificiali che non esistono in natura.

Non sono accessibili a tutti: insofferenza al caldo, problemi di salute, mancanza di tempo e disponibilità, tengono lontana la maggior parte delle persone, tutti quelli che chiamo "non saunisti", una grandissima fetta di utenti che, per queste o altre ragioni, non si avvicinano nemmeno al wellness e non hanno la consapevolezza di quello che si perdono. Ed è un vero peccato.

Oggi è possibile portarsi a casa la propria SPA e sfruttarla al massimo per tutta la vita: a guadagnarci sei tu e la tua famiglia, senza limiti di età. Capire e conoscere cosa sta dietro alla sudorazione è, quindi, estremamente importante: è il primo tassello per arrivare al "wellness in camera". Per questo, ho deciso di dedicare il primo capitolo interamente a questo tema.

Tra i vari effetti benefici che il wellness ti può offrire ce n'è appunto uno che, per efficacia, risulta davvero imbattibile: la sudorazione.

Non c'è storia: nulla è in grado di darci la stessa magnifica sensazione di benessere che si prova dopo una cospicua sudata, accompagnata da una breve doccia o da una nuotata in piscina: ti senti rinato, più attivo e rigenerato. Per non parlare, poi, del suo straordinario effetto depurativo, la sua azione benefica sui vasi sanguigni e sul cuore, la sua azione idratante sulla pelle, e così via.

Sotto tutti questi punti di vista, la sudorazione è veramente insuperabile.

Un antico proverbio della saggezza orientale dice:

"L'uomo dovrebbe sorridere e sudare almeno una volta al giorno. Solo così rimane veramente in salute".

Quasi 2.500 anni fa visse il famoso filosofo Parmenide: suo è il detto "Dammi il potere di creare la febbre e curerò ogni malattia".

Già ai tempi antichi si sapeva che la sudorazione è la prima reazione che il corpo mette in atto in modo autonomo per depurarsi e combattere le malattie. Il più antico metodo curativo del mondo è lo stato febbrile, cioè un forzato aumento della temperatura corporea, al di sopra del valore normale, che induce quindi alla sudorazione

Sbirciando nella storia della medicina, prima dell'avvento degli antibiotici, si trovano spesso tracce sul tema e di metodi curativi basati sulla depurazione dell'organismo, con l'aiuto delle erbe e della sudorazione. Quest'ultima è la più evidente reazione naturale che il nostro corpo adotta per disintossicarsi e per guarire. Oggi sappiamo che è l'ipotalamo a innalzare la temperatura media corporea, stimolato dalla risposta immunitaria a diverse patologie, a fenomeni infiammatori e a sostanze esterne all'organismo, come virus, batteri e tossine.
Il beneficio è doppio: inibire l'azione di agenti patogeni e stimolare la reazione del nostro sistema immunitario.

Ma, ai tempi, questo meccanismo era sconosciuto, si poteva solo osservare come un accentuato stato febbrile inducesse il malato a sudare, a migliorare la sua condizione di malattia e spesso a guarire. È curioso notare come sudare sia stato, da sempre, un elemento integrante della vita dell'uomo che, da tempi remoti, per procurarsi ogni singolo pasto, doveva faticare e lavorare fisicamente facendo movimento.

Ogni giorno i primitivi dovevano letteralmente "sudare" per cacciare o per raccogliere erbe, bacche e frutti, conducendo una vita nomade.

Solo fino a pochi decenni fa, i contadini e gli agricoltori dovevano lavorare duramente ogni giorno per garantire i raccolti, per non parlare di tutti i lavori manuali, che richiedevano fatica e dispendio d'energie. Insomma, bisognava davvero "sudare sette camicie" per procurarsi cibo e sostenersi.

Ma lo sai per quale motivo la sudorazione è così importante, oggi più che mai?

Oggi, conduciamo una vita meno dura, fortunatamente, ma, a causa del nostro moderno stile di vita, ci siamo trasformati in una società sedentaria che, appunto, non ha più la necessità o la possibilità di sudare come i nostri antenati o i nostri bisnonni: si suda troppo poco o per nulla, il che ci rende più fragili agli attacchi di agenti patogeni, e più soggetti alla malattia. Saprai sicuramente che, mai come oggi, sovraccarichiamo il nostro corpo di chimica e veleni attraverso l'aria che respiriamo, il cibo che ingeriamo, i prodotti che usiamo per l'igiene, i vestiti e i medicinali. Non ci aiuta nemmeno la nostra vita motorizzata: se tempo fa camminavamo una media di cinque chilometri al giorno, oggi siamo scesi a soli cinquecento metri al giorno.

La nostra quotidiana attività motoria è mediamente scarsissima e, di conseguenza, sudiamo molto meno di quanto richiederebbe il nostro corpo, che ne soffre. Involontariamente, neghiamo al nostro corpo una funzione vitale, come la sudorazione, parte fondamentale del sistema di difesa e con cui il nostro organismo si è evoluto. Per fortuna, viene parzialmente in nostro aiuto il movimento attivo, lo sport e il fitness, gli unici momenti che ci sono rimasti per incrementare la temperatura corporea di uno o due gradi, attraverso l'attività fisica.

Lo facciamo per svariati motivi, estetici e fisici, ma molto probabilmente ci dimentichiamo che, intanto, il nostro organismo si depura con la sudorazione, migliorando il metabolismo e il sistema immunitario.

Statisticamente, però, la frequenza delle attività sportive è troppo bassa, non quotidiana e non continuativa come dovrebbe essere, per poter garantire ogni giorno la minima funzione sudatoria.

Viene poi completamente azzerata quando, per stile di vita, impegni lavorativi o inerzia, l'attività fisica è prossima allo zero.

Apro una parentesi per ricordare che i vari organi governativi a livello mondiale, preposti a formulare scelte di politica sanitaria basate sull'evidenza scientifica, sostengono che lo stile di vita moderno, il maggior imputato dello scarso movimento attivo e della conseguente misera attività sudatoria, è causa di effetti degenerativi sulla salute, quali aumento del peso corporeo, dolori alle articolazioni e alla schiena, reumatismi, gotta, debolezza del sistema immunitario, problemi al cuore, al sistema circolatorio e alla pelle, stress nervoso, depressione, problemi di sonno, emicranie, e via discorrendo. Chiusa parentesi.

La maggior parte delle persone tende a dimenticare la diretta sinergia tra movimento attivo, attività sudatoria e depurazione dell'organismo.

Semplificando di molto, il nostro corpo, macchina meravigliosa e super efficiente, si avvale di quattro strategie per depurarsi:

1.	i polmoni che, a ogni respiro, espellono diossido di carbonio;

2.	i reni, che espellono l'urina;

3.	l'intestino, che espelle i rifiuti della digestione;

4.	la pelle, che espelle i sali, gli acidi, le tossine e i veleni, attraverso la sudorazione.

La pelle è un vero e proprio organo, uno dei più grandi, che arriva a un'estensione di due metri quadrati, e a dieci chili di peso complessivo. È in diretta comunicazione con il cervello e gli altri organi, una vera e propria centrale di comunicazione con il corpo, sia verso l'ambiente esterno che verso l'interno.

Nella sua struttura contiene una quantità incredibile di vie nervose, quasi quattro metri per ogni centimetro quadrato, e dispone di milioni di sensori che permettono una varietà di sensazioni e percezioni.

È in grado di assorbire ossigeno dall'aria esterna e, cosa determinante, oltre a essere il più importante termoregolatore, ha la capacità di segnalare al nostro corpo la quantità di acqua presente nell'aria esterna, una specie di stazione meteorologica, che invia i giusti segnali al corpo, per poter mantenere il bilanciamento idrico.

Motivo per cui, più la pelle è sana ed efficiente, più sarà elevata la quantità d'ossigeno che, attraverso di essa, giunge nei vasi sanguigni, più sarà alta la sua efficienza idro-termoregolatrice.
Quindi, rendere e mantenere la pelle al suo massimo stato di salute ed efficienza, pulita e idratata, è un contributo essenziale per la nostra salute.

La pelle è un organo straordinariamente sensibile, è lo specchio della nostra salute, è come una spugna che regola, instancabilmente, tutti i processi che avvengono tra l'ambiente esterno e il nostro corpo e viceversa, per garantire un continuo equilibrio di tutte le interazioni termiche e fisiche.

Inoltre, è bene non dimenticare una condizione di difficoltà in cui si trova sempre più spesso il nostro organismo a causa degli errati stili di vita, e di cui non abbiamo nessun controllo diretto: tutte le scorie e le tossine che intestino e polmoni da soli non riescono a smaltire, rimangono in circolo e vanno a sovraccaricare di lavoro i reni, e quello che questi ultimi non possono espellere, avrebbe come unica via di uscita la pelle.

La pelle è, quindi, l'ultimo destinatario di scorie e veleni che per vari motivi non sono stati espulsi dal corpo. Ma se anche questa non è in grado di provvedere alla loro espulsione, ciò diventa un grave problema. La mancata espulsione di queste sostanze provoca una graduale ed eccessiva acidificazione: scorie e tossine rimangono in circolo o si depositano negli organi, portando a un lento, ma continuo avvelenamento dell'organismo e a un inesorabile processo infiammatorio, con tutte le conseguenze (purtroppo) negative del caso.

Ecco perché la sudorazione entra in gioco in modo così determinante: grazie a essa ci liberiamo delle rimanenti scorie velenose e alleggeriamo la mole di lavoro degli organi preposti all'espulsione dei rifiuti. Intestino, reni, polmoni e pelle saranno grati di poter faticare di meno, lavorare meglio e liberare finalmente l'organismo dalle scorie. Attraverso la sudorazione, attiviamo e incentiviamo la nostra innata capacità di autoguarigione e miglioriamo la positiva risposta del nostro corpo all'uso di farmaci, in caso di eventuali terapie mediche in corso.

La produzione di sudore viene regolata attraverso il sistema nervoso e le ghiandole sudoripare: la loro funzione viene attivata attraverso la produzione di una sostanza molto particolare, l'acetilcolina. È importante sapere cosa hanno accertato nuovi e recentissimi studi sul complesso mondo del cervello: l'acetilcolina è un ormone responsabile non solo dell'attivazione delle ghiandole sudoripare, ma anche dei processi d'apprendimento e di memorizzazione. I ricercatori hanno sorprendentemente scoperto che la presenza di questo ormone diminuisce drasticamente nei pazienti afflitti dalla malattia di Alzheimer.

Poter sudare in modo efficace e frequente può, quindi, influire positivamente anche su questa sfera, soprattutto con l'avanzare dell'età. È interessante notare, a tal proposito, come la nostra testa possieda un'elevata concentrazione di ghiandole sudoripare, più che in altre zone del corpo: è un caso?

Semplificando di molto, per non propinarti un noioso e superficiale trattato di anatomia, nella pelle coesistono e lavorano sinergicamente diverse componenti: tessuto adiposo, vene e arterie, terminazioni filamentose nervose e sanguigne, radici pilifere, ghiandole sebacee e sudoripare, il tutto in uno spessore che va da 0,5 a 2 millimetri.

La nostra pelle dispone di tre milioni di ghiandole sudoripare e di circa trecentomila ghiandole sebacee. Tutte, senza eccezioni, si attivano quando il nostro corpo è soggetto a un suo riscaldamento globale, innescato dal movimento o dal lavoro attivo.
Mentre le ghiandole sudoripare sono essenzialmente preposte alla disintossicazione della pelle, quelle sebacee provvedono alla sua lubrificazione. Entrambe si diramano dalla profondità della pelle,

nell'impianto sottocutaneo, e si spingono con andamento spiraliforme attraverso l'epidermide, per giungere a destinazione sulla superficie esterna della pelle. È attraverso questo tragitto spiraliforme che le ghiandole sudoripare espellono visibili goccioline dai pori: il liquido secreto è trasparente, inodore, molto fluido e su base acida.

Sono sicuro che non ti è sfuggito un dato: la sudorazione, da sola, è un attore determinante e imprescindibile dell'intera azione depurativa del nostro organismo. Se, poi, si analizza nel dettaglio quali sostanze nemiche riesce a espellere, si evince come la sudorazione sia per noi vitale e irrinunciabile.

In una situazione normale e ideale, la pelle eliminerebbe, attraverso la sudorazione, le quantità residue di scorie e tossine di un normalissimo processo metabolico. In una situazione consueta, i componenti del sudore sono essenzialmente acqua e cloruro di sodio (sale); il resto è composto da sostanze come urea, ammoniaca, acido urico, acidi grassi, acido lattico e colesterolo. Ma, nella nostra realtà, non è così: purtroppo, sovraccarichiamo il nostro organismo in modo permanente di ulteriori sostanze velenose, che derivano dal nostro ambiente e dal nostro cibo.

Sei pronto? Secondo l'OMS, (l'Organizzazione Mondiale della Sanità), attraverso la respirazione, introduciamo i tipici inquinanti dell'attività antropica moderna: il biossido di azoto e quello di zolfo, il monossido di carbonio, il particolato, l'ozono, il benzene, idrocarburi policiclici aromatici e i metalli pesanti, come piombo, mercurio, cadmio, cromo, nichel, arsenico. Metalli che assumiamo involontariamente anche con il cibo, dove troviamo, in aggiunta, anche il cobalto, lo stagno e il biossido di cloro, oltre alla quantità impressionante di additivi (ce ne sono più di diecimila) e di coloranti.

Tutta questa "brodaglia" te la trovi nel piatto tutti i giorni ed è molto difficile evitarla, anche se stai molto attento a quello che compri e mangi, o anche se hai la fortuna di vivere in un luogo incontaminato e puoi disporre di prodotti Bio.

Potrei dilungarmi sui veleni e le sostanze tossiche che circolano nel nostro corpo a causa dei medicinali, dei prodotti per l'igiene e la cura del corpo, sulle sostanze innaturali trasmesse dai vestiti e dalle fibre sintetiche direttamente sulla pelle e che finiscono, inevitabilmente, in circolo.

Il risultato è che, come già detto, organi vitali come polmoni, fegato, intestino e reni, sono perennemente oberati di lavoro e non possono svolgere la loro funzione in modo normale e completo, perdendo nell'efficacia, nella resa. In casi gravi, possono addirittura funzionare malissimo. Dunque, è davvero vitale cercare di ridurre il più possibile gli inquinanti nel nostro corpo.
Per avere una conferma di quello che possiamo espellere attraverso la sudorazione, è sufficiente sottoporsi a un esame mirato del sangue e del sudore e scoprire che, spesso, è quest'ultimo a contenere la maggiore concentrazione di metalli e di sostanze tossiche.

In pratica, chi suda troppo poco, acidifica e sovraccarica il proprio corpo di sostanze nocive e velenose, non evacuabili altrimenti.

È un processo lento, silenzioso e insospettabile, che, giorno dopo giorno, abbassa le nostre difese e la nostra capacità di autoguarigione, alterando l'equilibrio acido-basico ideale.

Tra le altre cose, chi non suda abbastanza o per nulla si ritrova, spesso, con una pelle secca e screpolata, non sufficientemente idratata e debole, con un drastico calo della sua funzione protettiva.

Il sudore, infatti, deterge e purifica la pelle e contribuisce alla formazione di uno strato superficiale protettivo capace di fermare e neutralizzare l'azione degli agenti patogeni esterni, prima che questi possano penetrare all'interno del corpo.

Un'efficiente azione sudatoria pulisce e libera le vene da micro-depositi, fluidifica il sangue e alleggerisce il lavoro del cuore, influenzando positivamente la durata della nostra vita.

Esercita una meravigliosa azione idratante sulla pelle, rendendola particolarmente elastica, traspirante e sensibile.

I più recenti studi nel campo della medicina confermano un altro fatto sorprendente: a scopo protettivo, le ghiandole sudoripare secernono una sostanza chiamata *dermicidina*, un antibiotico prodotto dal nostro corpo che, attraverso la sudorazione, si distribuisce uniformemente su tutta la superficie della pelle. Questo antibiotico naturale ha la capacità di penetrare la membrana cellulare dei microrganismi dannosi e metterli fuori uso.

Ecco un altro valido contributo alla difesa immunitaria per una protezione durevole della pelle contro funghi, batteri e virus. Questa azione protettiva è ritenuta talmente interessante che all'Università di Edimburgo si sta studiando un farmaco a base di *dermicidina*, derivata dal sudore, per combattere i microrganismi ospedalieri e i ceppi mortali di tubercolosi. Il sudore, in combinazione con l'antibiotico naturale *dermicidina,* è in effetti anche la migliore crema cosmetica, completamente naturale e senza additivi chimici, interamente prodotta dal nostro corpo.

Per tutti questi motivi, sarebbe giunto il momento di ridare al nostro corpo la possibilità di sudare bene e spesso, meglio se ogni giorno e in modo intenso.

Sudare frequentemente, dunque, ci conviene per davvero: prima di tutto, per garantirci una migliore depurazione, costante nel tempo; poi, perché è il modo più naturale ed efficace per un'azione preventiva contro la malattia e per favorire un futuro in salute. Se poi riusciamo ad aggiungere anche una componente ludica e a creare un ambiente climatico in perfetta sintonia con il nostro corpo e la nostra stessa natura, allora il gioco è fatto.

Un altro problema però è dato dal fatto che non siamo abituati a sudare, anzi, spesso, riteniamo la sudorazione come qualcosa di impuro, di fastidioso, qualcosa da evitare. Il sudore si combatte con largo uso di deodoranti e stick di ogni tipo.
In realtà, il sudore è di per sé inodore: sono i diversi batteri che, nutrendosi degli scarti della pelle e del grasso cutaneo nelle varie zone della pelle, rilasciano i prodotti del loro metabolismo, causando odori pungenti e sgradevoli. Nell'uomo, di norma, sono più forti rispetto a quelli della donna; ciò è dovuto alle differenti caratteristiche delle molecole presenti sulla pelle di cui si nutrono i batteri.

Questo problema è praticamente inesistente quando si suda per praticare wellness. Non è una sudorazione che subiamo, ma, al contrario, è voluta e cercata. Siamo noi a decidere e a scegliere di immergerci in un ambiente favorevole alla sudorazione.

Sudiamo, quindi, in uno stato emotivo di rilassatezza, di pieno relax, senza stress e in modo piacevole.

Inoltre la durata di una seduta sudatoria non dà il tempo necessario ai vari batteri di produrre i loro scarti sulla pelle: questo elimina, a tutti gli effetti, il problema di odori indesiderati.

Il sudore, da questo punto di vista, è completamente neutro: lo sa chiunque abbia fatto esperienza in una sauna o in analoghe forme di wellness.

C'è modo e modo di sudare: esiste il "sudare freddo" causato da diversi tipi di malessere come indigestioni, attacchi di cuore, ansia, attacchi di panico e stati emotivi intensi.

Poi, esiste la sudorazione indotta dallo stato febbrile, quella quotidiana per la normale termoregolazione, con cui possiamo espellere, in condizioni di riposo, fino a mezzo litro di sudore al giorno. Infine, la sudorazione conseguente allo sforzo fisico, ad ambienti troppo caldi, a giornate afose in estate, ecc.

Si tratta di tipi di sudorazione senz'altro importanti, ma che non hanno nulla a che fare con il wellness, con la piacevolezza e il relax, anzi, alcuni di essi sono spesso molto fastidiosi.
Ma esiste anche la sudorazione volontaria, quando siamo noi stessi a scegliere di sudare, perché vogliamo investire sul nostro benessere: diventa, quindi, una sudorazione consapevole e pensata unicamente per stare bene.

RIEPILOGO DEL CAPITOLO 1:

• SEGRETO n.1: La sudorazione è l'effetto in assoluto più benefico nel wellness: più sudiamo e più stiamo in salute.

• SEGRETO n.2: Il nostro stile di vita ci impedisce di sudare come dovremmo, e quindi ci serve un modo comodo per farlo.

• SEGRETO n.3: La sudorazione è fondamentale per completare la depurazione del nostro organismo. Espelle scorie metaboliche, tossine e veleni. Alleggerisce il lavoro di polmoni, reni e stomaco e rinforza il sistema immunitario.

• SEGRETO n.4: La sudorazione produce l'antibiotico naturale *dermicidina*, un efficace contributo alla difesa immunitaria e alla protezione durevole della pelle contro funghi, batteri e virus.

• SEGRETO n.5: Sudare frequentemente e in modo intenso conviene. È il modo più naturale ed efficace per un'azione preventiva contro la malattia e per favorire un futuro in salute.

Capitolo 2:
L'importanza del clima per il tuo benessere

In queste pagine, vorrei avvicinarti un altro po' ai fondamenti della sudorazione naturale, al motivo per cui deve funzionare in un modo specifico se la nostra intenzione è quella di sfruttarla per scopi salutistici e ricreativi. Poiché il suo ingrediente principale è direttamente collegato a un tipo di clima ideale, capace di mettere in perfetto equilibrio il corpo di ogni persona, indipendentemente dall'età e dallo stato di salute, è essenziale fare un primo step e partire dal principio.

Occorre conoscere quale sia la condizione climatica perfetta, quella che il nostro organismo richiede per un naturale stato di benessere, e che ci servirebbe ogni giorno della nostra vita. Conoscere quali requisiti dovrebbe avere il clima dentro le nostre case e in tutti gli ambienti dove passiamo gran parte del nostro tempo. E qui attingo elementi anche dalle esperienze fatte nella mia precedente occupazione professionale nell'ambito della bio abitabilità. Allora, adesso sai che esiste, per fortuna, un modo di sudare capace di donarti piacevolezza e rilassamento: questa modalità è perfettamente in sintonia con il termine inglese *wellness*, la cui accezione è, appunto, quella di mettere il benessere al centro della nostra vita.

Devi sapere che, contrariamente a quanto si crede, per favorire e ottenere in modo del tutto naturale e non forzato una piacevole, piena ed efficiente sudorazione, ci vogliono le giuste condizioni climatiche, cioè la giusta combinazione tra temperatura e umidità.

Solo se questi due elementi sono bilanciati in maniera ottimale è possibile sudare nel migliore dei modi e mettere il nostro corpo nelle giuste condizioni per ottenere il massimo risultato in termini d'effetto, di salute e di benessere.
Se temperatura e umidità non sono presenti nella proporzione giusta non si potrà mai raggiungere il massimo livello di efficienza nella sudorazione e non si potrà mai mettere il nostro

corpo in condizione di reagire in modo naturale, senza costrizioni e imposizioni.

È il punto fondamentale della questione: senza capire questo, si cade inevitabilmente nell'errore di sottoporre il corpo ad ambienti più o meno ostili, a condizioni climatiche spesso totalmente avverse, che non rispettano la natura del nostro organismo.

Anche se ti stupirai, la maggior parte delle varie ricette del wellness tradizionale, per come sono concepite, non sono in grado di rispettare appieno la natura del tuo corpo e non riescono ad attivare le sue reazioni in modo naturale e senza stress: non possono dunque garantirti il fine ultimo, che dovrebbe essere quello di sudare per stare bene e per accrescere il proprio benessere, in totale assenza di controindicazioni.

Come devono essere, dunque, le condizioni ideali per un wellness vero, naturale e benefico? Che tipo di clima serve?

Per farci un'idea, è sufficiente osservare le reazioni del nostro corpo e della nostra pelle, la nostra sensazione di benessere o di malessere al variare della temperatura e dell'umidità, i due elementi che, in natura, sono in perenne interazione tra loro. Ed è altrettanto importante notare come cambia il nostro stato di salute al variare di queste condizioni negli ambienti in cui viviamo.

Anche se non ci pensiamo mai, la qualità del nostro benessere dipende in larghissima misura da una componente vitale: il contenuto di acqua nell'aria. La sua variazione verso l'alto o verso il basso determina il nostro stato di salute e il nostro umore, la nostra sensazione di benessere o di malessere.

Una semplice constatazione: la quasi totalità delle persone ha la sensazione di stare bene, quando a una temperatura di 20-25 gradi corrisponde un'umidità relativa almeno del 50%, meglio ancora se del 60%.

Questa ideale condizione climatica porta benessere: il nostro corpo non è in sofferenza, ma si trova in un ambiente "amico" e in equilibrio. La pelle respira con la massima resa, i pori sono aperti, il sangue ha la sua corretta fluidità, siamo immersi in una condizione elettrostatica favorevole, perchè riusciamo a scaricare correttamente la nostra carica elettrostatica grazie agli ioni positivi nell'aria, presenti e attivi solo con un grado di umidità dal 50% in su. Questa situazione di equilibrio ottimale viene meno e addirittura scompare se, a parità di temperatura, abbiamo il 30% o, peggio ancora, il 20% di umidità relativa, cioè condizioni di clima secco.

Perciò, il nostro corpo è costretto a stare in un ambiente avverso, non ideale, dove, per reazione difensiva, chiude i pori della pelle, limitando o escludendo la traspirazione, e dove perde energia a causa dell'aumento di carica elettrostatica, tipico effetto dell'aria secca. Ma perché in questa situazione perdiamo energia e ci sentiamo più spossati, mentre, con la giusta umidità, torniamo a sentirci attivi? Tutto questo è imputabile esclusivamente al fenomeno della messa a terra, che in fisica è il naturale bilanciamento del carico elettrico e del suo potenziale tra due corpi.

Nello specifico, i due corpi siamo noi e la Terra.

Io, te e tutte le creature viventi siamo semplicemente degli esseri "elettrici": in ogni nostra cellula, muscolo, neurone, ovunque, scorrono costantemente impulsi elettrici.

È basilare (se non vitale) un continuo bilanciamento con la carica della Terra, fenomeno che avviene in natura da quando esistiamo. I nostri antenati hanno camminato per migliaia di anni a piedi nudi a contatto col terreno, assicurandosi così un continuo bilanciamento. Inoltre non hanno mai vissuto in ambienti dove perduravano condizioni di aria secca, come nella nostra epoca: l'aria secca si comporta su di noi come un forte isolante elettrico. Oggi, siamo perennemente "isolati" a causa di questi due fattori: 1) assenza di contatto diretto con la terra (per l'utilizzo, ad esempio, di scarpe con suole in gomma, auto e pavimenti isolati) 2) l'aria elettrostatica, cioé priva o scarsa d'umidità. Ciò vuol dire che non siamo più bilanciati con la Terra.

La costante radiazione del vento solare influisce sull'atmosfera terrestre, caricando elettricamente la ionosfera. Le cariche negative giungono sulla superficie terrestre che, caricata negativamente, subisce un esubero di elettroni che noi assorbiamo solo nel momento in cui siamo a contatto con il terreno, secondo un processo di naturale equilibrio.

Quando a causa dell'aria troppo secca siamo elettrostaticamente negativi, questo bilanciamento non avviene più correttamente, non riusciamo a ricaricarci e rimaniamo in uno stato di squilibrio elettrostatico, quindi percepiamo subito un calo di energia e ci sentiamo meno attivi.

Ecco perché è fondamentale che l'aria che ci circonda sia carica di ioni positivi per sentirci bene, abbiamo bisogno il più a lungo possibile di aria umida, ma al punto giusto. Questa ideale condizione di bilanciamento influisce positivamente sulla nostra salute e sul perdurare del nostro benessere.

Recentissimi studi scientifici negli USA (quindi nulla di esoterico) dimostrano come questa ideale condizione favorisca incredibili effetti positivi sulla nostra salute: riduce la produzione di cortisolo (l'ormone dello stress), incentivando la rigenerazione nel sonno e il benessere durante il giorno; normalizza la funzione tiroidea; diminuisce l'effetto negativo di campi elettromagnetici; limita l'espulsione di calcio nell'urina, a tutto vantaggio delle ossa e delle articolazioni; favorisce il regolare metabolismo, e così via.

Abbiamo quindi due scenari, ipotizzando una temperatura media: uno scenario con aria secca, nel qual caso la nostra salute trova condizioni sfavorevoli e uno scenario alla stessa temperatura, ma con aria umida al punto giusto, per cui la nostra salute trae enormi benefici.

È il corpo che ce lo dice: chiunque passi rapidamente dal primo al secondo scenario, percepisce immediatamente una sensazione di benessere, si sente meglio, più attivo, a tutto vantaggio del proprio stato d'animo. Mi è capitato di avvertire questa grande differenza un giorno d'inverno, visitando il parco tropicale dell'Acquario di Genova: appena entrato ho provato una sensazione immediata di benessere, con il respiro più libero, nonostante la mia cronica rinite allergica. All'interno l'umidità era ben al di sopra del 50%. Uscendo, la sensazione è stata opposta.

Hai mai visto che fine fa una mela in inverno, quando rimane per qualche giorno su un vassoio in cucina? La buccia, da liscia e compatta, diventa grinzosa e rugosa nel giro di alcune ore. Questo accade perché d'inverno alziamo la temperatura dell'ambiente con il termostato dell'impianto di riscaldamento (anche esagerando) e ci preoccupiamo, per l'appunto, solo della temperatura e mai dell'umidità.

Quando con il riscaldamento scaldiamo l'aria, per una semplice legge naturale la quantità d'acqua in essa contenuta si riduce drasticamente, e si abbassa quindi l'umidità relativa, che cala ben al di sotto del 50%, toccando a volte anche il 20%: l'aria diventa troppo secca e, al perdurare di questa condizione (cosa che succede regolarmente in ogni casa o ambiente abitato), si manifestano su di noi gli stessi effetti che subisce la mela. Lo stesso fenomeno avviene con l'aria fredda del condizionatore in estate.

In entrambi i casi, ci troviamo immersi in un "clima artificiale", per cui l'aria si prosciuga a dismisura, si carica di pulviscolo, si carica elettrostaticamente, diventa "assetata", con il suo contenuto d'acqua in netto deficit rispetto allo stato di equilibrio del 50%.

È un'aria che va in cerca d'acqua per ricaricarsi, deve ritrovare il suo naturale equilibrio idrico, cercando di assorbire ogni possibile molecola d'acqua, ovunque essa si trovi. Guarda caso, la trova nella nostra pelle, nelle nostre vie respiratorie, nei nostri occhi e nel nostro respiro. Tieni bene a mente questo ultimo passaggio: ti serve a comprendere le diverse reazioni che il corpo è costretto a subire quando utilizziamo i più conosciuti metodi del wellness tradizionale. Segni tangibili di questo fenomeno li puoi riscontrare nei materiali di casa tua, quando si formano fessure nel pavimento in legno, quando fiori e piante appassiscono e quando qualsiasi elemento con contenuto d'acqua tende a fare la fine della mela, noi compresi.

Più l'aria si secca tanto più si eleva il suo valore elettrostatico negativo, riducendo e trasformando gli ioni positivi dell'aria in negativi. In questa situazione ci manca la naturale messa a terra, e la nostra carica elettrostatica negativa aumenta oltre il dovuto.

In queste condizioni, perdiamo energia, peggiora l'umore, la pelle cambia colorito, tende a screpolarsi e diventa più fragile, i capelli si disidratano e compare la forfora e il sangue tende a perdere la sua normale fluidità.

L'aria secca attacca letteralmente gli occhi, le corde vocali, le vie respiratorie, il cuore, i nervi. Crea il terreno ideale per la proliferazione di batteri e virus e per indebolire le nostre difese: mal di gola, influenza e forme di allergia sono i primi effetti che possiamo sperimentare. Ma sul lungo periodo possono verificarsi veri cali d'energia, che si ripercuotono sullo stato d'animo provocando irritabilità e emicranie, oltre a non rari sintomi di depressione e di claustrofobia.

Gli studi internazionali che indagano sulle cause delle patologie negli ambienti climatizzati hanno coniato per questo fenomeno la definizione di *Dry Air Syndrome*, ovvero sindrome dell'aria secca, che porta alla malattia *Sick Air Syndrome*.

Ci esponiamo per troppo tempo a un tipico clima artificiale in cui siamo inconsapevolmente immersi durante tutto l'inverno, in casa e sul lavoro, un clima troppo secco e con effetti negativi sulla salute che puntualmente si manifestano ogni anno, senza esclusioni. E, non contenti, facciamo la stessa cosa d'estate con il climatizzatore, praticamente ovunque.

Le precedenti considerazioni sono utili a capire quanto sia importante per il nostro benessere corporeo stare il più possibile in un clima ideale e amico. Ne è la prova il fatto che, quando vogliamo rilassarci e stare bene, cambiamo aria appena ne abbiamo la possibilità, istintivamente cerchiamo l'acqua, ci rechiamo al mare o in luoghi dal clima caldo e umido, come quello mediterraneo in estate o addirittura quello tropicale, se ne abbiamo la possibilità.

Parlo di luoghi dove ci si rigenera e si può gustare appieno la piacevolezza delle serate estive, quando appunto le temperature non sono troppo elevate e l'umidità è vicina al 60%. È come un effetto aerosol: respiriamo bene e quindi semplicemente ci sentiamo bene.

Viceversa, se siamo costretti a stare per più tempo in condizioni ambientali con aria secca, come in uno scenario di siccità, la situazione si capovolge e diventa fonte di stress.

Il problema è che non abbiamo sviluppato nessun sensore corporeo che possa avvisarci della presenza di aria secca, ce ne accorgiamo quando ne vediamo le conseguenze, e spesso quando ormai è troppo tardi. Comunque, siamo abituati a dare erroneamente la colpa a cause diverse e non pensiamo mai alla secchezza dell'aria e all'importanza della sua giusta umidità.

Prima della civiltà tecnologica, l'uomo ha sempre vissuto nelle vicinanze di sorgenti, fiumi e laghi, e non ha mai dovuto confrontarsi con il problema dell'aria secca.

Si è esposto naturalmente a brevi periodi secchi con intensa insolazione, ma mai per tempi così lunghi e con una tale intensità come nelle nostre abitazioni di oggi, riscaldate per sei mesi all'anno e climatizzate per tre. Se ci pensi bene, trascorriamo gran parte della nostra vita in ambienti riscaldati, o peggio, condizionati, dove persiste la presenza di aria disidratata. È come se vivessimo per troppo tempo in un clima arido.

Compito primario dei progettisti dovrebbe essere quello di creare, anche in inverno, ambienti sani, cercando di portare il benefico clima estivo nelle case, anziché favorire condizioni climatiche ben lontane da quelle che ci servono veramente.

La maggior parte di noi è costretta a vivere per troppo tempo in questi contesti ambientali, mentre un'altra piccola frazione si trova invece all'estremo opposto, con problemi di umidità eccessiva e di muffe. Due situazioni che si rivelano sbagliate e malsane.

La "sindrome dell'aria secca" è riscontrabile anche in altri tipi di ambienti, dove ci troviamo a trascorrere parecchio tempo: uffici, ambienti lavorativi al chiuso, scuole, hotel, centri commerciali, supermercati, aereoporti, aerei, treni, autobus, e così via.

È un gran bel problema, di cui praticamente nessuno si occupa veramente, malgrado il pesante impatto sulla società da un punto di vista della salute e delle sue conseguenze a livello socioeconomico.

Studi e osservazioni sull'efficienza nei posti di lavoro hanno evidenziato come il clima secco negli ambienti lavorativi porti a un decadimento della concentrazione e della resa già dopo qualche ora, con fenomeni di sonnolenza nel corso delle otto ore lavorative. Stessa cosa nelle scuole, dove, per i medesimi motivi, si osserva un calo nell'apprendimento insieme a fenomeni di irrequietezza.

Ho voluto farti tutta questa premessa per uno scopo preciso: ora conosci meglio il forte impatto che hanno le condizioni climatiche sul tuo benessere generale, e quanto siano irrinunciabili a casa tua e sul lavoro le giuste proporzioni di temperatura e umidità.

Ma se sono così importanti nella vita di tutti i giorni, pensa all'impatto negativo che possono avere sulla tua salute le condizioni estreme che vivi sulla tua pelle quando ti trovi a frequentare il wellness nelle sue varie forme, pensa al clima che riproducono al loro interno e a come, purtroppo, questi sistemi costringano il tuo organismo a reagire per difendersi.

Ma non dovrebbero essere invece ideati per massimizzare gli effetti positivi sulla tua salute?

Ti ricordi quando ti ho parlato della pelle, di come questo magico organo abbia la capacità di segnalare al nostro corpo la quantità d'acqua presente nell'aria esterna e del suo comportamento simile a una stazione meteorologica che invia i giusti segnali al corpo per poter mantenere il bilanciamento idrico? Bene, in tutte le situazioni sopra elencate e ogni volta che esse si ripresentano, i recettori della pelle avvertono che l'aria non è umida al punto giusto, ma è troppo asciutta, che c'è una situazione di emergenza per cui bisogna minimizzare la perdita d'acqua da parte del corpo, inducendo i pori della pelle a chiudersi e a tagliare i ponti con l'esterno. Il corpo è obbligato così a stare sulla difensiva, con una reazione epidermica di chiusura.

E come stanno le cose in natura?

Il calore prodotto dalla radiazione solare ha sempre come conseguenza un fenomeno di disidratazione dell'aria, con un calo dell'umidità relativa. Ma, nonostante la radiazione solare sia praticamente uniforme su tutta la superficie del globo, nei diversi ambienti si verificano situazioni climatiche estreme, se non opposte. Basta un colpo d'occhio sulla vegetazione per evidenziarlo.

Nel deserto, la radiazione solare è la causa delle peggiori condizioni climatiche per il nostro organismo: è il risultato dell'irraggiamento all'infrarosso, che genera temperature di 40 gradi, con punte di 50.

Si tratta di una disidratazione tale da eliminare quasi del tutto la quantità d'acqua naturalmente presente nell'aria e un livello di umidità vicino al 5%: una micidiale miscela di calore e di aria arida. Avverse condizioni climatiche, che ostacolano la vita sia animale che vegetale, riducono al minimo flora e fauna, costrette a una sopravvivenza dura e piena di stenti o ad adattamenti estremi.

Da tenere a mente è il rapporto tra le alte temperature dell'aria e il suo scarsissimo contenuto d'acqua, un rapporto che nel clima desertico è di 1 a 0,12, praticamente di uno a zero.

In queste condizioni proibitive, i pori della nostra pelle si chiudono per scongiurare la perdita di liquidi e rendono difficoltosa la sudorazione fino a ostacolarla. A tal proposito, mi ricordo di quando visitai la Death Valley, alla fine degli anni novanta. Contro ogni raccomandazione, avevo camminato per quasi un'ora sulla distesa di sale del bacino di Badwater, in pieno agosto e nell'ora più calda della giornata, con una temperatura di 109 gradi Fahrenheit, cioè 43 gradi centigradi, e un'umidità, ovviamente, del tutto assente. Diversamente da quanto potessi aspettarmi, non avevo praticamente sudato.

Minore è il contenuto d'acqua nell'aria, minore è lo stimolo alla sudorazione. Da ciò, puoi renderti conto che il clima desertico non è l'ideale né per viverci né per sudare, anzi, è la peggiore condizione per il nostro benessere.

Puoi sperimentare tutto il contrario se hai la fortuna di stare immerso in un clima tropicale, l'esatto opposto di quello desertico.

In questo tipo di clima, meglio detto "clima della foresta pluviale", vi sono le condizioni ideali per far prosperare la vita in ogni sua forma. Con temperature intorno ai 30 gradi e umidità relativa vicino al 90%, il rapporto è di 1:3, dove la temperatura ha un valore di circa un terzo rispetto all'umidità.

È questo il bilanciamento ottimale. È qui che la natura realizza le condizioni perfette per un sistema duale tra calore e acqua con la massima sinergia, creando un ambiente ideale per ogni essere vivente. In questo clima, esplode la forza vitale in ogni sua forma: vegetazione lussureggiante, con un fattore di crescita e una capacità riproduttiva che non esiste in nessun altro angolo del globo, alberi alti fino a ottanta metri e la più grande biodiversità al mondo, con i due terzi della fauna presenti nella fascia tropicale e nella foresta pluviale. Il segreto? È sempre quello: il giusto mix di calore e umidità.

Osservando da un punto di vista prettamente climatico lo stato di salute delle popolazioni e delle tribù che vivono nelle foreste pluviali, inclusi gli indios dell'Amazzonia boliviana e peruviana, emerge quanto siano più sani di noi e di tutti coloro che vivono in altri climi terrestri. Non soffrono di allergie, non conoscono la sinusite, non soffrono di problemi alle vie respiratorie e pare che non conoscano il mal di gola e la congiuntivite.

I loro corpi sono perennemente e perfettamente in equilibrio elettrostatico con la Terra, sono in armonia, non conoscono la tipica scossa elettrostatica che ognuno di noi sperimenta d'inverno con l'aria secca. È vero che non si nutrono come noi e che l'apporto proteico della loro alimentazione arriva a malapena al 15%, ma è anche vero che sfruttano appieno le loro millenarie conoscenze riguardo a piante ed erbe per curarsi. È altrettanto vero che sono ininterrottamente immersi in un clima "amico", con temperature intorno ai 25-30 gradi, aria ricca di acqua e con un tasso d'umidità che va dal 60 al 90 per cento.

Insomma, nel clima tropicale e pluviale ci sono le condizioni ottimali per la nostra salute:

• il nostro corpo è in equilibrio, non può caricarsi elettrostaticamente. Ci si sente più attivi e non si subisce alcun calo di energia;

• il clima tropicale influisce positivamente sul sistema nervoso, a tutto vantaggio del nostro umore;

• i pori della pelle sono naturalmente aperti e permettono il massimo della traspirazione;

• la pelle è nelle condizioni di massima efficienza per tenere lontani batteri nocivi, agenti patogeni e virali e per difenderci dall'esterno;

• il sangue non perde la sua naturale fluidità;

• i tessuti muscolari beneficiano di una maggiore irrorazione sanguigna e di una maggiore elasticità.

Ma non sarebbe il caso di portarci il clima tropicale a casa?
E se fosse sotto forma di wellness?

È giunto il momento di analizzare, da un punto di vista climatico, le diverse forme di wellness preposte alla sudorazione, prendendo in considerazione quelle maggiormente in voga oggigiorno.

A quali tipi di clima corrispondono le diverse ricette del wellness? Sono compatibili con la natura dell'uomo e con i diversi climi in cui si è evoluto?

Vado per ordine elencando quattro tipologie, omettendo le varianti che, per similitudine, si possono tralasciare: la sauna tradizionale finlandese, il bagno turco (o bagno di vapore), la biosauna e la cabina a infrarossi. Le prime tre hanno indubbiamente una loro storia: si sono diffuse nella nostra epoca per gli effetti positivi sulla salute di quelle persone disposte a sottoporsi alle loro sedute.

La quarta tipologia è più che altro una soluzione modaiola, con scarsi effetti salutari.

In una sauna finlandese, la temperatura viene portata mediamente tra gli 80 e i 100 gradi, mentre il tasso d'umidità è prossimo al

15%, con punte fino al 20%, grazie all'Aufguss, cioè gettando acqua sulle pietre roventi.

Abbiamo quindi condizioni climatiche ancora più pericolose di quelle desertiche, perché si crea un clima che non esiste in natura e in nessuna parte del mondo, un'evidente forzatura creata dall'uomo con l'avvento dell'elettricità.

Il rapporto temperatura/umidità è di 1:0,1, l'aria è tremendamente secca e la temperatura supera di oltre 50 gradi quella corporea.

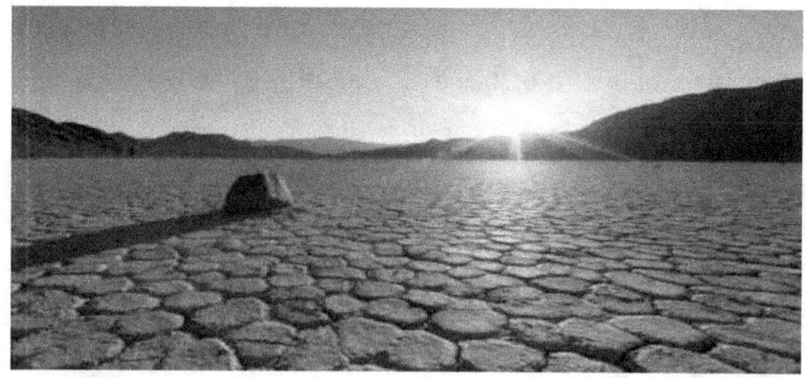

La primissima reazione del corpo è quella di attivarsi per non disidratarsi, per non perdere acqua e quindi, in un primo momento, i pori della pelle fanno fatica ad aprirsi.

Anche se una persona è perfettamente in salute, non può sottrarsi alle naturali reazioni del corpo che, trovandosi in una situazione climatica terribilmente avversa, accusa un rapido abbassamento della pressione arteriosa, un'accelerazione del respiro e un aumento sensibile del battito cardiaco.

Ovviamente l'iter della sauna finlandese impone intervalli mirati di raffreddamento alternati a quelli di riscaldamento, per non incorrere in seri problemi come colpi di calore o, peggio ancora, collassi.

Rimane il fatto incontrovertibile che questo tipo di ambiente climatico è sostanzialmente "nemico", perché costringe il corpo a stare sulla difensiva per tutto il tempo della seduta, non trovandosi in una condizione di relax e di distensione, ma, anzi, in continuo stress. Infatti è noto lo stato di spossatezza che segue una sauna finlandese: l'intero processo della seduta toglie energia.

Le cose migliorano un po' con il bagno turco, ma, anche qui, sempre da un punto di vista climatico e d'armonia con il nostro corpo, abbiamo condizioni non proprio naturali: temperatura tra i 40 e i 50 gradi e un tasso d'umidità del 100%.

Anche in questo caso, abbiamo un clima che non esiste in natura: il rapporto tra temperatura e umidità è di 1:2. Per fortuna, per il corpo è meno stressante della sauna finlandese, ma non è l'ideale per sudare.

Invero, il fatto che in questo ambiente l'aria abbia un contenuto d'acqua superiore a quello della nostra pelle determina sulla superficie epidermica un sottile strato di umidità: ma attenzione, si tratta di acqua, non di sudore. L'effetto principale è, appunto, quello di idratare la pelle e renderla più setosa e purificata.

Nella biosauna, invece, costruita sullo stile di quella finlandese, la temperatura si aggira intorno ai 60 gradi, con un tasso di umidità mediamente del 50%.

Anche qui servirebbero bagni freddi a intermittenza per sopperire all'eccessivo calore. Questa volta il rapporto temperatura e umidità è più o meno di 1:1, e anche questa variante riproduce un clima che non esiste in natura. Nella quarta tipologia, quella della cabina a infrarossi, troviamo un clima che in natura esiste eccome: è il clima desertico. In questa ricetta si cerca di elevare la temperatura utilizzando lampade solari, sottili barre rivestite di ceramica che, scaldate fino a 250 gradi, portano all'interno della cabina una temperatura di circa 45 gradi.

Il tasso di umidità varia a seconda dell'ambiente in cui viene collocata, dal 25 al 30%. Il rapporto temperatura/umidità è di 1:0,75, quindi un clima caldo secco con un'aggravante: l'infrarosso delle lampade disidrata la pelle e non permette di sudare come si dovrebbe, proprio come avviene nel deserto.

Qual' è, quindi, la soluzione ideale per poter sudare senza sottoporre il nostro corpo a stress e in assenza di pericoli per la nostra salute? La soluzione è un ambiente dove sia possibile ricreare il clima tropicale, come in natura, rispettando la proporzione temperatura/umidità uguale a 1:3.

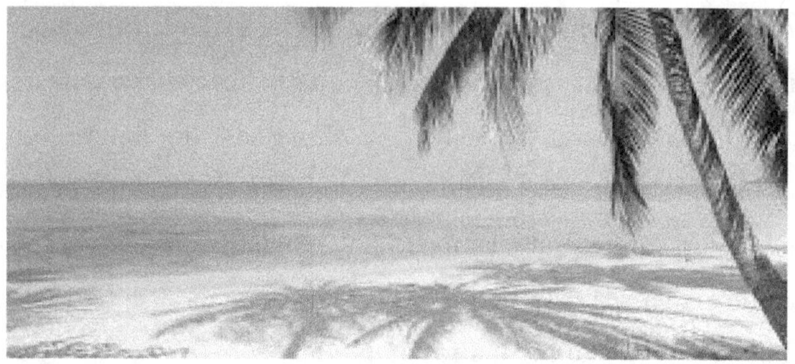

Un sistema in cui portare la temperatura a un livello sano, con un valore che sia sempre un terzo dell'umidità, è in assoluto la migliore combinazione di calore e acqua.

Già solo 30 gradi con l'80-90% di umidità fanno miracoli: in questo contesto favorevole, il nostro corpo si trova immerso in un clima "amico", che non crea alterazioni e non provoca reazioni difensive ma, al contrario, dona una subitanea sensazione di benessere e di relax.

I pori della pelle hanno la possibilità di aprirsi al massimo, in modo naturale e non forzato, il respiro e il battito cardiaco rimangono inalterati, mentre il giusto calore e la giusta umidità favoriscono una copiosa e piacevole sudorazione, regalando energia e innumerevoli vantaggi, che scoprirai continuando la lettura.

È una ricetta naturale, unica ed efficace, che soddisfa veramente tutti, sia i "saunisti" che i "non saunisti".

RIEPILOGO DEL CAPITOLO 2:

• SEGRETO n.1: Il wellness corretto è direttamente collegato a condizioni climatiche ideali, quelle capaci di mettere in perfetto equilibrio il nostro corpo.

• SEGRETO n.2: Ci sentiamo veramente bene quando a una temperatura mite corrisponde un tasso di umidità di almeno il 50%, ancora meglio se arriva al 60%. Il nostro corpo è in perfetto equilibrio idrotermico ed elettrostatico.

• SEGRETO n.3: L'aria troppo secca ci disidrata e ci carica negativamente, favorisce l'attacco di batteri, agenti patogeni e virus, indebolendo il nostro sistema immunitario, giorno dopo giorno.

• SEGRETO n.4: Il clima ideale è quello che rispecchia la giusta proporzione tra temperatura e umidità di 1:3.
L'ideale, in natura, sarebbe un clima tropicale: 25-30 gradi e umidità fino al 90%. È questa la ricetta giusta e corretta da utilizzare nel wellness, per ottenere una sudorazione naturale, piacevole e non forzata.

• SEGRETO n.5: Nessun tipo di wellness tradizionale è capace di riprodurre il clima ideale.

Il segreto per ottenere una sudorazione efficace e naturale è di portare la temperatura a un livello sano, con un valore che sia sempre un terzo dell'umidità.

Capitolo 3:
Come stare bene grazie alla storia del wellness

La storia del wellness dimostra come l'uomo, perennemente alla ricerca di soluzioni per procurarsi un crescente benessere fisico, abbia imparato a sfruttare gli incredibili benefici dati dal calore e dal vapore, inventando diverse modalità e ricette che sono arrivate fino a noi. Questo capitolo lo dedico alla storia del wellness, per offrirti una veloce panoramica sulle principali metodologie di un tempo e su quelle di oggi, in modo che tu possa avere una conoscenza più completa di questo argomento.

Quando ho deciso di incentrare la mia attività sul "wellness in camera", prima di tutto ho voluto colmare la mia ignoranza interrrogando e ascoltando professionisti del settore, tra cui un amico che conduce un centro wellness in Alto Adige, un esperto nel seguire e consigliare gli utenti delle SPA. Grazie a lui ho avuto modo di reperire la giusta documentazione e una visione storica affidabile.

L'argomento è vasto e meriterebbe un libro a parte. Quindi, per renderlo più leggero, ho cercato di raggruppare e sintetizzare le diverse informazioni, facilmente a tua disposizione in poche pagine. La prima cosa da sapere e che questo professionista mi ha trasmesso, è che già l'uomo primitivo conosceva i benefici del wellness.

Avresti mai immaginato che le origini del wellness si perdessero nella notte dei tempi? Il wellness, infatti, non è un'invenzione della nostra epoca e, diversamente da quanto si possa pensare, è un concetto e soprattutto un'esigenza di benessere che vede le sue origini nell'antichità. Già in tempi remoti, l'uomo sapeva apprezzare l'effetto benefico della sauna, anche se oggi non verrebbe in mente a nessuno di utilizzarla e di costruirla così come allora.

Prima di approcciarmi al mondo del wellness, ignoravo molte cose in materia e mai mi sarei aspettato che l'uomo si occupasse di quest'argomento da tempi immemorabili. Segno che la nostra stessa natura di uomini ci spinge a cercare continuamente quelle soluzioni e quei mezzi capaci di farci stare bene e di mantenerci in salute il più a lungo possibile. Con il contributo della paleontologia e delle ricerche archeologiche, gli storici hanno potuto risalire alle prime origini del wellness, datandole appunto all'età della pietra.

Sì, già l'uomo primitivo aveva scoperto il benessere ricavato dalla sudorazione sfruttando il calore: utilizzava piccole caverne o anfratti, buche scavate nel terreno e ricoperte con rami e fogliame. Gli unici ingredienti consistevano nel fuoco e nelle pietre, sistemate in modo tale da poterle riscaldare fino a farle scottare, provocando un innalzamento consistente della temperatura dell'aria: questo era, in assoluto, il primo bagno di calore della storia. Ritrovamenti archeologici, inoltre, dimostrano come queste primitive forme di wellness abbiano avuto la loro origine in Asia orientale, dove si sfruttavano rudimentali buche circolari, leggermente più evolute perché dotate di pietre perimetrali al loro interno e uno spazio centrale per il fuoco.

Lo sversamento di acqua sulla pietra estremamente calda procurava un rinforzato effetto calorifico: settemila anni fa dunque, l'uomo conosceva il modo per procurarsi un tepore benefico e sperimentava a suo vantaggio l'effetto della sudorazione e della purificazione. Aveva capito da solo, ascoltando le proprie sensazioni, senza termometri né igrometri, che per ottenere effetti positivi sul proprio corpo non era sufficiente scaldare solo l'aria, ma era necessario sviluppare vapore e umidità, in modo da ottenere un calore più intenso ed efficace.

L'usanza di queste rudimentali e primitive saune si è poi diffusa attraverso le migrazioni anche in Occidente e in tutto il resto del mondo: le popolazioni asiatiche giunsero attraverso lo stretto di Bering nell'America del Nord, e successivamente in quella Centrale e del Sud, favorendo l'evolversi delle usanze sudatorie, in sintonia con le differenti culture dei popoli che ne venivano a conoscenza, e dando vita a diversi metodi, finalizzati sempre alla sudorazione, alcuni dei quali ancora oggi in uso. Sempre ancora oggi si possono osservare riti simili presso gli eschimesi e i nativi d'America con l'utilizzo di semplici tende dedicate alla purificazione spirituale e corporale.

L'uso di primitive capanne adibite alla sudorazione è tuttora presente presso la minoranza degli Inuit, in Alaska. Le civiltà più evolute, fiorite in Mesopotamia seimila anni fa, costruivano dei veri e propri ambienti dedicati al wellness, utilizzando acqua e calore: nel palazzo reale di Mari, eretto intorno al 1.800 a.C. dalla dinastia mesopotamica di Ur, esistevano camere adibite esclusivamente al bagno di calore.

È interessante vedere come il sogno di un'eterna bellezza, il desiderio di una vita serena e più longeva possibile abbiano da sempre accompagnato l'esistenza dell'uomo, stimolando soprattutto nelle culture più avanzate la ricerca di metodi affinati per ottenere un benessere sempre più disponibile ed efficace.

Quello che più mi ha colpito è che l'uomo di allora non aveva nessuna cognizione dell'anatomia umana, del meraviglioso funzionamento del corpo, del ruolo della pelle e della sudorazione così come la conosciamo oggi. Eppure, completamente all'oscuro di tutto, ha saputo sviluppare sistemi per migliorare il suo benessere basandosi unicamente sulla percezione, sull'esperienza e sui risultati che l'uso intelligente del calore è capace di dare.

La più antica descrizione documentata sull'impiego della sudorazione risale allo storico Erodoto che, intorno al 450 a.C., riferiva di "un popolo nomade, che era solito erigere tende, mantenute in piedi con aste di legno e ricoperte con tessuto resistente. Le pietre venivano riscaldate in un apposito recipiente, fino a farle diventare roventi e, quindi, cosparse con semi di canapa per sviluppare forte vapore".

Sempre in quel periodo, veniva utilizzata una sauna purificatrice al termine dei funerali, un rito per "ripulirsi" con la sudorazione, ottenuta sempre con pietre caldissime all'interno di una tenda.

Questa usanza fu, in un primo momento, acquisita dai greci antichi e trovò il suo massimo utilizzo a Sparta.

I Greci avevano conosciuto i primitivi sistemi di sudorazione attraverso le loro conquiste ed espansioni territoriali verso l'Oriente, venendo in contatto con gli usi delle genti sottomesse. Integrarono così gli effetti terapeutici e rigenerativi di queste metodiche nella cultura ellenica e nella vita di tutti i giorni.
Grazie a Omero sappiamo che questa nuova cultura del benessere iniziò nella Grecia antica intorno all'VIII secolo a.C.

Un significativo impulso si ebbe attraverso lo sviluppo del ginnasio, dove gli sportivi e gli atleti si sottoponevano a bagni depurativi, utilizzando piccole stanze per sudare. Il calore veniva presumibilmente prodotto con carbonella, con fuoco aperto o con l'aiuto di pietre surriscaldate, sistema che gli antichi Greci chiamavano "bagno di fuoco".

Intorno al 300 a.C. si diffusero i bagni di vapore, i cosiddetti *sudatorium*, particolarmente apprezzati a Sparta.

Nacquero i primi luoghi pubblici dedicati al wellness, dove ci si incontrava per parlare, scambiare notizie e discutere di politica. Con l'andar del tempo, non ci si limitò più solo alla sudorazione e alla depurazione, ma si ricorse anche alla massoterapia.

Questo modo di coltivare il benessere divenne parte integrante della vita quotidiana in tutta la Grecia antica.

Ne è testimonianza Epidauro, dove sorse il più famoso centro di benessere ellenico, dotato perfino di impianti sportivi e zone relax per potersi distendere e rilassare. Quelli greci erano i precursori dei centri benessere come li concepiamo oggi e anche del fitness, che veniva praticato attraverso discipline sportive ancora attuali.

Circa settecento anni prima di Cristo, si sviluppò in India la cultura dei trattamenti basati sulla medicina ayurvedica, con il primo libro scritto dal medico Chakra, in cui si parla di bagni di vapore per la guarigione. Testimonianze di capanne sudatorie ci sono anche in Giappone, dove visse l'etnia Mushiboro.

Tutta l'area del Mediterraneo era interessata al diffondersi dei bagni caldi e di vapore. Lungo le rive del Nilo sono stati scoperti ambienti adibiti ai bagni di calore, riconducibili al periodo tolemaico e riferibili al 300 a.C.

Si trattava, dapprima, di riti religiosi per la purificazione e l'igiene personale cui si sottoponevano i sacerdoti e gli Egizi dei ceti alti, che facevano largo uso di oli profumati, soprattutto oli eterici, ricavati dal legno di cedro ritenuto sensuale e rilassante.
A questo punto della storia, il concetto della sauna e del bagno di vapore era diffuso e conosciuto in tutto il mondo, un ingrediente fisso nella vita dell'uomo, testimonianza della sua atavica esigenza di depurazione e purificazione attraverso il calore e il vapore.

Ma i veri maestri nell'arte del benessere furono i Romani, che ereditarono la cultura del wellness dal mondo greco e la svilupparono ulteriormente in modo fine e ingegnoso, ottenendo risultati strepitosi per l'epoca e inventando la pratica termale. Pare che le *thermae romanae* traessero la loro origine dalla fusione tra il ginnasio greco e il bagno di vapore egizio.

Dapprima doveva essere una pratica a scopi prettamente igienici, per preservare la salute dei cittadini.

Ma ben presto si trasformò in un piacevole appuntamento quotidiano, uno degli ozi prediletti dai Romani, che, con il tempo, si scoprirà essere anche pratica di straordinaria efficacia, benefica e salutare. I semplici *balnea* si trasformarono in poco tempo nelle più grandi *thermae*, che contribuivano in modo determinante a coltivare e a mantenere una *mens sana in corpore sano*, una semplice filosofia che è arrivata fino a noi ed è alla base di gran parte delle innumerevoli ricette sul benessere. Alla fine del III secolo d.C. si contavano, solo a Roma, qualcosa come 900 bagni pubblici di varie dimensioni.

Ma come sarebbe la nostra vita oggi, se avessimo il tempo e la possibilità di rilassarci e rigenerarci ogni giorno, come facevano gli antichi Romani? Come sarebbero il nostro stato d'animo e la nostra salute? Penso che avremmo una vita migliore: sicuramente, una *mens sanissima* in un *corpore sanissimo*, con la salute al top e un sistema immunitario davvero più forte.

Tornando alle *thermae romanae*, esse includevano una varietà di ambienti, ognuno con una specifica funzione, che venivano utilizzati seguendo una scrupolosa successione e dando luogo a un vero e proprio "rito termale", con tempi prolungati per essere espletato fino in fondo.

Oggi sarebbe quasi impensabile potersi permettere un simile rito con il wellness tradizionale, tanto meno ogni giorno, visto il poco tempo che abbiamo a disposizione. Da questo punto di vista, penso che gli antichi Romani fossero più fortunati di noi.

Ma vedremo che è proprio qui che ci viene in aiuto il "wellness in camera"; lo scopo è proprio quello, ma ci arriviamo più tardi.

Vorrei fare un breve cenno sulla tipica sequenza termale romana, basata sull'accesso in diverse stanze, via via sempre più calde.

Nell'*apodyterium*, ci si poteva spogliare riponendo i propri vestiti in apposite nicchie richiudibili, ricavate nelle pareti.

Il rituale iniziava con il *frigidarium*, con una o più vasche d'acqua fredda. Si proseguiva nel *tepidarium*, una zona intermedia con aria tiepida e secca, per riscaldarsi a una temperatura di 20-25 gradi.

Il luogo centrale delle *thermae* era il *calidarium*, il bagno caldo con acqua a 40 gradi. Quest'ambiente veniva progettato sempre nella parte esposta a sud, per sfruttare il più possibile il calore del sole.

Qui si portava la temperatura intorno a 50-60 gradi, sfruttando un impianto chiamato *hypokaustum*, un'antica forma di riscaldamento a pavimento e a parete. Il pavimento era talmente caldo che i frequentatori dovevano entrarvi con scarpe di legno per non scottarsi i piedi.
Le *thermae* più grandi erano dotate di una singolarità: nel piccolo *laconium*, per ovviare al riscaldamento a pavimento, si utilizzava un vero e proprio forno a legna per ottenere un ambiente particolarmente caldo. Ci si poteva posizionare in apposite nicchie per un'ulteriore copiosa sudata.

Al termine, si giungeva di nuovo nel *frigidarium* per raffreddare il corpo: era l'ambiente più esteso delle *thermae* e divenne subito il luogo di permanenza preferito, dove ci si poteva rilassare e dove prendevano forma molte decisioni socio-politiche.

Un pomeriggio alle *thermae*, sia per gli uomini che per le donne romane, era una componente fissa della vita sociale.

I cittadini più abbienti disponevano di terme private direttamente nella propria *domus*. Sono stati i precursori del "wellness in camera", che potrai conoscere nei prossimi capitoli.

I più poveri avevano a disposizione le *thermae* pubbliche: la frequentazione degli impianti per il wellness non era per nulla un lusso nell'antica Roma. L'entrata alla maggior parte delle *thermae* era molto conveniente, costava un solo obolo, mentre altri impianti termali erano persino gratuiti, frutto di un calcolo politico per mantenere la *pax* nella capitale e per assicurare un maggiore grado d'igiene. Le *thermae* si erano talmente evolute che gli ospiti potevano non solo sudare e nuotare, ma anche riposare, visitare il barbiere o il parrucchiere, fare spuntini, andare in biblioteca e sottoporsi perfino a una visita medica.

La maggior parte delle *thermae* possedeva locali adibiti al fitness, con la possibilità di esercitarsi agli anelli, alla boxe e ai pesi.

I Romani erano un portento in ambito di ingegneristica termale e idraulica, oltre alla capacità di creare ambienti piacevoli e architettonicamente imponenti.

Ne sono un esempio le *thermae* di Caracalla: con pavimenti di marmo, lussuosi affreschi sulle pareti e splendide cupole alte 35 metri, erano in grado di ospitare 2.000 persone, mentre il record di 3.000 persone potevano vantarlo le *thermae* di Diocleziano.

Grazie alla vastità dell'Impero, la cultura termale si diffuse anche a est, a ovest e a nord delle Alpi, come testimoniano, per esempio, le rovine di Bath, in Inghilterra.

Fin qui la storia ci mostra come l'argomento "benessere" è costantemente presente nella vita dell'uomo, dalla fase primitiva a quella del periodo classico: nell'antica Grecia e nell'antica Roma, i filosofi-medici raccomandavano metodi per curare la sofferenza (*pathos*), sia nel corpo che nell'anima, con una particolare attenzione all'armonia tra uomo e mondo. È un punto di vista senz'altro più olistico di quello moderno, e che sarebbe importante recuperare.

La cultura del wellness subì un brusco freno con il declino dell'impero romano a causa dei danni arrecati alle opere idrauliche dalle invasioni barbariche e, soprattutto, a causa dell'affermarsi della cultura cristiana, con i suoi elementi di demonizzazione della nudità e della promiscuità. Questi fattori determinarono la fine dello splendore di una cultura termale che, senza ombra di dubbio, è rimasta ineguagliata nella storia, perlomeno in Occidente. Così, i rituali del benessere finirono lentamente per essere dimenticati e non vennero mai più ripresi per tutta la durata del Medioevo: scompare l'uso del bagno come pratica igienica e il suo antico valore sociale ed edonistico viene sepolto.

Sarà dopo il Medioevo che si assisterà a un riavvicinamento alla terapia attraverso l'idrologia, alla riscoperta dell'azione purificatrice e successivamente curativa dell'acqua.

Furono i Crociati a riscoprire, in Terra Santa, i rituali di purificazione e di sudorazione, venendo a contatto con la cultura araba e con la sua tipica filosofia in fatto di wellness. Riuscirono a portare questi rituali in Europa, dove si riaffermarono in modo molto lento, ma graduale.

Gli Arabi svilupparono il bagno di vapore ereditandolo dai Greci e dai Romani, trasformando la tradizione termale bizantina in una propria cultura, basata sulla sudorazione. L'*hammām* (chiamato anche "bagno turco") sviluppatosi sulla spinta dei dogmi religiosi dell'Islam durante l'Impero ottomano, sviluppò un vero e proprio mix di sudorazione e massaggio, ottenendo ottimi risultati depurativi, d'igiene, di relax, tanto che venne introdotto anche come cerimonia di bellezza per gli sposi.

Anche nelle Americhe si diffuse la conoscenza dei benefici di un semplice bagno di calore, capace di far traspirare ed eliminare, attraverso il sudore, tossine e rifiuti da pelle e organismo.
Già negli antichi insediamenti aztechi, le donne partorivano in una sorta di capanna sudatoria, così da poter beneficiare del calore lenitivo e rilassante per alleggerire i dolori delle doglie. Per i nativi americani, il bagno di sudore rivestiva una funzione

purificatrice oltre che terapeutica, ed era diffuso soprattutto presso la cultura Sioux.

In Sudamerica i ritrovamenti nei siti preispanici testimoniano l'esistenza della tradizione Temazcal, un'invenzione nata ancor prima dell'avvento del popolo azteco e che aveva soprattutto scopi curativi. Il Temazcal era una sorta di piccola capanna, bassa e angusta, costruita in mattoni di argilla, con all'interno un forno comunicante. Lo spazio esiguo permetteva la presenza di una sola persona che, una volta all'interno, versava dell'acqua sul piccolo forno rovente per purificare la pelle grazie al vapore generato, battendola con piante curative. Pare che questo metodo di sudorazione venisse utilizzato anche per preparare le donne partorienti e per curare il mal di schiena.

Da menzionare le Terme di SPA, un comune nelle Ardenne, in Belgio, probabilmente, già conosciute dai Romani e diventate famose già nel XVI secolo per le loro acque termali; esse diedero un sicuro impulso per la riabilitazione della cultura termale in Europa. Oggi, la parola SPA è sinonimo di "centro termale" o "centro benessere". Molto probabilmente deriva dall'acronimo latino *salus per aquam*, salute attraverso l'acqua. Nel resto d'Europa, si ebbe una ripresa molto timida solo nel XVIII secolo: i bagni e la sudorazione ritornano, ma con una funzione esclusivamente terapeutica.

È solo dopo gli anni '70 del secolo scorso che in Occidente esplosero la cultura e la moda del benessere e del fitness, partendo dagli USA per arrivare fino a noi.

I servizi sanitari statali iniziano a capire che il wellness porta a una riduzione dei costi sociali, grazie agli effetti di prevenzione e di cura che si possono ottenere, e nascono piani nazionali che incentivano le cure e i cicli termali. Dagli anni '80 in poi, l'attenzione si è spostata sempre più marcatamente sul concetto di "salute individuale", unito ai valori di benessere, estetica, cosmetica, fitness e relax. Nel frattempo, è arrivata fino a noi anche la famosa sauna finlandese. È quella che tutti conoscono ed è stata anche la più diffusa, fino all'avvento di altre forme sudatorie.

La parola "sauna" è molto antica, nata forse mille anni fa, quando veniva praticata in forma piuttosto primitiva. L'etimologia non è del tutto chiarita e, con molta probabilità, doveva significare "dimora invernale" o "casa in legno". Questa forma di wellness è nata in una terra affascinante, dove la natura domina, ricchissima di laghi, corsi d'acqua, immense foreste e un clima particolarmente freddo, con neve e ghiaccio presenti per la gran parte dell'anno. Mille anni fa, esisteva, in quella che oggi conosciamo come Finlandia, una cultura sudatoria ereditata direttamente dalle popolazioni asiatiche in migrazione e che si sono stabilite in quei territori.

Era nato un mix di elementi indigeni e nordici per cercare tepore e calore "amico" nei mesi più freddi e rigidi, con l'invenzione, in prima battuta, delle Ground Sauna: anche qui si trattava di semplici buche scavate nel terreno, spesso a ridosso di un pendio, sopra le quali si costruiva una capanna, a sua volta ricoperta e protetta con terra, per garantire un maggiore isolamento dal freddo. Nell'ambiente interno si trovava un camino realizzato in modo rudimentale, facendo uso di pietre e con alla base un piccola apertura che consentiva di accendere il fuoco utilizzando la legna raccolta nelle foreste.

Pare che queste Ground Sauna venissero utilizzate anche come abitazioni per resistere ai lunghi e gelidi inverni. Anche in questo caso, come si faceva con l'acqua già molto tempo prima, si usava gettare la neve direttamente sulle pietre roventi, ottenendo vapore e innalzando l'umidità interna. Il risultato era un calore più efficace e penetrante, che permetteva alle persone di togliersi i vestiti e lavarsi il corpo anche d'inverno, quando l'acqua era difficile da trovare. Ecco perché, molto probabilmente, indicavano col termine "sauna" un rifugio, una calda casa invernale, che, solo in un secondo momento, acquistò una funzione prettamente sudatoria per una pratica idroterapica.

Esistono documenti del XII secolo che attestano il cambiamento della destinazione d'uso, con la separazione della sauna dall'unità abitativa. Questa primordiale sauna finlandese si evolse, poi, in una capanna costruita su una piattaforma di legno munita di forno senza camino: era la "savusauna", detta anche *smoke sauna,* dove il fumo prodotto dalla combustione di ceppi di abete rosso circolava liberamente nell'ambiente, prima di uscire dalla porta d'ingresso o dal piccolo foro praticato sul soffitto. È vero che le persone potevano letteralmente affumicarsi là dentro, ma la fuliggine, grazie alla sua composizione di carbonio e altre sostanze inorganiche svolgeva un ottimo effetto antibatterico, oltre a sprigionare un aroma molto piacevole.

La fuliggine doveva venire rimossa dopo ogni seduta mentre, per controllare la temperatura, si apriva semplicemente la porta.
La *smoke sauna* era talmente originale e diffusa, che è entrata a far parte del Patrimonio culturale e immateriale dell'umanità.
Questo sistema di sudorazione divenne, ben presto, rito collettivo soprattutto per gli allevatori e i contadini, che impararono a versare acqua fredda sulle pietre calde, aumentando il benessere dato dal vapore.

Divenne un sollievo impagabile per loro, visto che conducevano una vita faticosa in un clima aspro: si provava verso la sauna una specie di riverenza e una forma di rispetto ancestrale così forte, che è divenuta parte integrante e indissolubile della vita dei finlandesi.

La sauna vide la sua trasformazione solo verso il XX secolo, con l'introduzione di una nuova stufa, in modo da scaldare la pietra tenendola separata dal fuoco attraverso un divisorio metallico.

Oggi si usa una stufa elettrica, che elimina l'incombenza del fuoco e del taglio della legna e permette di collocare le pietre direttamente a contatto con la resistenza elettrica, ma che porta la temperatura a livelli mai visti prima (90-100 gradi).

E oggi, come stanno le cose in fatto di wellness?

Oggigiorno sempre più persone avvertono che il benessere economico da solo non è più sufficiente: cresce la consapevolezza di quanto sia importante investire tempo e denaro in tutto quello che abbiamo a disposizione per stare bene dentro e fuori: quasi un ritorno alle antiche filosofie esistenziali.

D'altra parte, chi non vorrebbe sentirsi bene, stare in salute, avere energia, voglia di fare, vivere in serenità e in pace con se stessi, avere, insomma, un sano equilibrio psicofisico?

In fondo, è questo il vero concetto di benessere: semplicemente disporre di una buona qualità della vita.

Al giorno d'oggi troviamo la parola "wellness" veramente ovunque, usata in ogni contesto abbia a che fare, in qualche modo, con il benessere e con i metodi che ci consentono di raggiungerlo e migliorarlo.

"Wellness" è anche termine pubblicitario inflazionato: ne fanno largo uso produttori di acqua minerale, bevande, prodotti nutrizionali, integratori, abbigliamento, materassi e cuscini, e via dicendo.

È un anglicismo che, nell'accezione moderna, racchiude il concetto olistico di salute. Appare per la prima volta nel dizionario inglese Oxford del 1654 sotto *wealnesse*, per indicare la "buona salute", ma, solo nel 1959, venne inventata la parola *wellness* dal dottor Halbert Dunn, mixando *wellbeing* (stare bene) con *fitness* (efficienza fisica).

La stessa OMS (Organizzazione Mondiale della Sanità), nel 1946, ha definito la salute come "l'insieme di benessere psichico, fisico e sociale". Fu uno dei primi input per non concentrarsi più unicamente sulla malattia, ma sempre di più su come elevare il proprio benessere in termini preventivi.

Il concetto di "wellness" punta quindi a uno stile di vita basato sul benessere globale, sul divertimento e su una buona condizione fisica. Oggi tutto questo si traduce in una costante ricerca di metodi e applicazioni capaci di aumentare il benessere fisico e spirituale per stare bene con se stessi.

La parola "wellness" contribuisce anche allo sviluppo di una rilevante nicchia dell'economia: basti pensare al turismo del benessere, che favorisce investimenti costanti nelle strutture alberghiere e ricettive, così come nei centri natatori e in quelli termali, portando anche alla nascita di tour operator specializzati nei viaggi del benessere.

Oggigiorno, è in crescita una tendenza assodata: l'esigenza e la costante ricerca, a livello individuale, di una condizione di benessere e di appagamento attraverso forme passive di relax, spesso in concomitanza con le vacanze o con il fine settimana, con le classiche destinazioni presso centri termali e hotel.

Il wellness, inoltre, sta entrando sempre di più nelle case per rispondere a un'esigenza molto forte e sempre più sentita: quella della propria privacy, indipendenza e comodità.

Ma c'è il rovescio della medaglia: in molte occasioni, visitando e parlando con privati presso le proprie dimore, ho scoperto un fenomeno generalizzato: vasche idromassaggio, saune, docce emozionali e altri espedienti rimasti inutilizzati per tanto tempo o, nel migliore dei casi, utilizzati raramente, anche solo due o tre volte all'anno. Uno spreco. Alla domanda sulle ragioni di questo scarso utilizzo, la risposta è univoca: si acquista sull'onda dell'emozione e del desiderio o di un marketing aggressivo, si utilizzano queste forme di wellness nel periodo iniziale con l'entusiasmo della novità, ma si finisce (quasi sempre) per rinunciare all'uso col passare del tempo fino a dimenticarsene del tutto.

Questo è dovuto alla generalizzata mancanza di tempo, alla seccatura della manutenzione e ai mancati o troppo blandi effetti sulla salute. Troppe volte ho potuto vedere installate nelle case saune finlandesi o biosaune, che si sono addirittura trasformate in un ripostiglio dove riporre oggetti vari. Per utilizzarle, infatti, ci vuole troppo tempo: un'ora per scaldarla e portarla alla giusta temperatura, quasi un'altra ora per l'iter stesso della sauna (se la si vuol fare come si deve) e poi altro tempo - e voglia - per pulirla e ripristinarla per l'uso successivo. Per non parlare del consumo elevato di energia, che incide sensibilmente sulla bolletta elettrica. Anche la vasca idromassaggio fa la stessa fine: bisogna predisporla riempiendola di litri e litri d'acqua calda, utilizzarla e poi scaricarla, pulirla e igienizzarla. Troppo tempo e troppo dispendio di energia elettrica e termica. Anche questa cade spesso nel dimenticatoio.

Le docce emozionali, magari munite di getti di vapore o altri accessori modaioli, finiscono per essere utilizzate unicamente come docce. Anche qui, i motivi sono simili: i costi, la manutenzione e la pulizia necessaria.

Questo è un vero peccato, perché, oltre ai costi sostenuti per l'acquisto e per l'installazione, entrano in gioco anche i mancati effetti benefici, quasi mai corrispondenti alle proprie aspettative: se fossero veramente impattanti, con risultati evidenti sul proprio benessere e sulla propria salute, forse questi tipi di wellness verrebbero utilizzati maggiormente.

RIEPILOGO DEL CAPITOLO 3:

• SEGRETO n.1: Il wellness vede le sue origini già ai tempi dell'uomo primitivo, che sfruttava a suo vantaggio il fuoco, le pietre e l'acqua per produrre calore amico;

• SEGRETO n.2: Gli antichi conoscevano il benessere dato dal calore vaporizzato: avevano capito che, per intensificare l'effetto benefico, occorreva l'acqua sottoforma di vapore;

• SEGRETO n.3: I veri maestri nell'arte del benessere furono i Romani, che ereditarono la cultura del wellness dal mondo greco e la svilupparono ulteriormente, in modo ingegnoso, ottenendo risultati strepitosi per l'epoca;

• SEGRETO n.4: Gli antichi Romani erano più fortunati di noi: ogni giorno, sfruttavano del tempo per utilizzare le terme come rito imprescindibile, ricavandone salute e relax accessibili a tutti;

• SEGRETO n.5: Il wellness tradizionale di oggi ha sicuramente dei lati positivi, ma anche molti negativi, che purtroppo ne limitano l'utilizzo a poche persone: temperature troppo elevate, aria troppo secca, tempi troppo lunghi e costi alti tengono lontani i due terzi dei potenziali utenti.

Capitolo 4:
Com'è nato "wellness in camera"

Credo che a questo punto del libro tu possa essere più consapevole dell'irrinunciabile ruolo che la sudorazione e il giusto clima possono avere nella tua vita. Ora sai quanto influiscono sulla tua condizione di benessere e di come siano capaci di assicurarti una salute più forte. Puoi anche immaginare quali siano le corrette condizioni climatiche per poter sfruttare al meglio la sudorazione in termini di wellness.

E posso quindi entrare nel vivo e parlarti finalmente del sistema di cui ho accennato nell'introduzione, quello che ho provato casualmente e che è diventato una componente fissa non solo della mia vita e di quella della mia famiglia, ma anche di quella di molte altre persone, che ne beneficiano in modo continuativo e da tempo.

Se poi sei un albergatore, hai un hotel, un agriturismo o una qualsiasi altra forma ricettiva, potrai trovare in questi due ultimi capitoli la giusta ispirazione per rendere più attraente la tua struttura. Ma non solo: potrai trovare anche una potente soluzione per le tue camere, per la loro performance in termini di rendita dei pernottamenti. Questo sistema è frutto di un'intuizione del suo inventore, che è giunto a questa soluzione attraverso la sua storia, le sue competenze e la sua visione. Come spesso accade, le invenzioni e le innovazioni sono quei ritrovati e quelle idee che aumentano l'efficacia di sistemi già esistenti e che sono già entrati nell'uso comune.

La sauna, il bagno turco e altre soluzioni esistono da tempo, ma nessuno aveva mai pensato di migliorarle per renderle fruibili a tutti aumentandone l'efficacia.

Per farlo, bisogna poter escludere a monte i loro "difetti congeniti" attraverso un processo in cui entrano in gioco diversi elementi, esperienze e test, oltre alla conoscenza delle abitudini e dei veri desideri delle persone, in questo caso le abitudini degli utenti del wellness. Tutto ciò senza incorrere nell'errore di dimenticare le loro aspirazioni, sia in termini di relax che di salute. La persona in questione è un signore, oggi ultraottantenne, di nome Anton Schwarz, un austriaco dalle origini contadine, che, praticamente da sempre, si è occupato di riscaldamento e di tutte le sue implicazioni sulla salute delle persone.

La sua dote di innovatore e la sua caparbietà nel raggiungere i risultati gli sono valsi l'acquisizione di vari brevetti nel settore.

La sua storia personale e i suoi problemi di salute l'hanno sempre stimolato a indagare su soluzioni che mettessero in primo piano la salute delle persone, partendo dalla ricerca di elementi pratici ed empirici per creare ambienti abitativi sani anche d'inverno.

Quando lo conobbi, fu lui stesso a raccontarmi la sua storia e mi fu subito chiaro che mi trovavo di fronte a un uomo non comune, che aveva speso tutta la sua vita nella ricerca e nell'innovazione, studiando gli effetti della natura sulla nostra salute.

Oggi non lavora più nella sua azienda e dedica gran parte del suo tempo allo studio e al miglioramento delle sue creature tecnologiche, incluso il sistema di sudorazione, che ora scoprirai. Nel leggere la sua storia, bisogna immergersi nel periodo: anni '50 del secolo scorso, ambiente rurale delle Alpi austriache del Tirolo e vita prettamente contadina, fatta di fatica fisica e di duri inverni, condizioni che sono all'origine di una certa mentalità e di una particolare visione della vita, dedita al lavoro duro, ma in piena sintonia con la natura e le sue leggi.

Il primo tassello e stimolo che lo portò ad orientarsi in una direzione non convenzionale, ma innovativa nel settore del riscaldamento, fu la vecchia stufa ad olle costruita nella stube della sua casa: la tipica e tradizionale soluzione adottata nelle case contadine per riscaldare l'ambiente nel freddo inverno.

Fu in quella stube che sperimentò, ancora ragazzino, l'eccessivo calore, il basso tasso d'umidità e l'aria troppo secca di quella stanza. Questo mix aveva colpito la sua sensibilità e, stando per ore in quell'ambiente, aveva sperimentato fastidi agli occhi e sintomi di malessere alle vie respiratorie, effetti che ricorda ancora oggi.

I suoi più grandi e preoccupanti problemi di salute apparvero, però, negli anni successivi, quando esplosero i dolori alla schiena, tali da compromettere una vita normale. Era la conseguenza di prove di forza e lotte fatte con coetanei, all'età di dieci anni, sulla strada percorsa a piedi per andare a scuola: un giorno rimase letteralmente accasciato sul terreno, dopo aver sentito una forte fitta alla schiena, senza la possibilità di rialzarsi da solo.

I dolori erano così intensi da rimanere a terra, impossibilitato a compiere qualsiasi movimento. Ma come succede a quell'età, una volta aiutato dai compagni a rialzarsi, e senza pensarci troppo, riprese a camminare verso casa. Abituato alla dura vita contadina, non si preoccupò troppo per l'accaduto, dimenticando per molto tempo l'episodio.

A quei tempi non si badava granché al dolore fisico, e il medico era troppo lontano per poterci andare frequentemente. Ma, già dopo qualche anno, incominciarono a riaffiorare i primi dolori alla schiena, con una frequenza e intensità sempre maggiori:

Anton era convinto di soffrire di questi dolori a causa del pesante lavoro fisico che aveva compiuto in quegli anni.

A trent'anni, a causa di una fase depressiva collegata a problemi di cuore, si affidò alle mani di un medico esperto in trattamenti Kneipp, per cercare di alleviare i dolori ormai divenuti insopportabili. Oltre a innumerevoli analisi presso un centro di cura, si scoprì, attraverso una semplice radiografia, che le fitte erano causate da una vertebra lombare fratturata e dalla presenza di deformazioni non indifferenti. Solo a quel punto gli venne in mente che la causa potesse trovarsi nell'episodio della sua infanzia. La diagnosi fu molto chiara, e gli fu prospettato l'impiego di un tutore fisso per tutta la vita.

Ai tempi, la medicina e le conoscenze ortopediche erano ben lontane da quelle di oggi: non esistevano i mezzi, i materiali biotecnologici e gli interventi chirurgici attuali, non esistevano esperti e specialisti in materia. Oggi si cercherebbe subito di rimediare con interventi mirati, usando tecnologie e materiali impensabili allora, oppure si proverebbe, in prima istanza, a scongiurare un intervento con l'aiuto di fisioterapisti e osteopati esperti. I tempi erano davvero diversi, ma l'idea di portare un tutore Anton non riuscì mai ad accettarla.

Ostinato com'era, decise di fare il possibile pur di non immobilizzare la schiena, puntando tutto sul movimento e sul regolare esercizio fisico, facendo uso di anelli ginnici, praticando sport leggeri e frequentando bagni di vapore e saune. Era determinato a ridurre i dolori attraverso il movimento e l'allenamento, cosa che gli riuscì però solo in parte, quel tanto che bastava per poter svolgere le sue attività quotidiane, in azienda e nella vita di tutti i giorni, ma sempre in compagnia di dolori con cui doveva convivere.

La situazione andò sempre peggiorando col passare del tempo e con l'avanzare dell'età, con dolori molto intensi soprattutto al mattino. Ad aggravare il quadro, comparvero la gotta e sintomi reumatici oltre ai cosiddetti "colpi della strega", tutte patologie che lo obbligavano ad abbandonare la sua azienda anche per diversi giorni consecutivi e ad annullare appuntamenti e viaggi di lavoro. Era una situazione molto pesante che lo costrinse a far uso di antidolorifici e antibiotici. Ma nonostante questa situazione critica e limitante, non si rassegnò, anzi, gli venne l'idea di tentare un'altra strada che potesse, in qualche modo, migliorare la sua vita.

Memore dell'effetto mitigatore delle sedute in sauna e nei bagni di vapore, gli venne in mente di unire quell'effetto benefico agli esercizi che già conosceva. Non doveva tenere separate le due cose, come aveva fatto fino allora; doveva, invece, provare a eseguire gli esercizi in un ambiente caldo, simile a quello dei bagni di vapore. Sapeva, infatti, che il calore porta sì al rilassamento dei muscoli, ma non li rinforza. L'idea era, quindi, quella di combinare l'effetto del calore sul rilassamento dei muscoli della schiena con quello rinforzante degli esercizi.

Ma gli si presentò subito un problema non da poco: come resistere per più di un'ora in una sauna o in un bagno turco, facendo contemporaneamente anche esercizi per la schiena, dovendoli ripetere anche due o tre volte al giorno?

Era una cosa umanamente impossibile: le temperature eccessive della sauna e l'umidità al 100% del bagno turco sarebbero state micidiali per la salute, era veramente improponibile. Non c'era nulla di disponibile sul mercato per il suo intento, non esistevano altri sistemi per creare condizioni ottimali.

Doveva dunque inventare qualcosa lui stesso e trovare il modo di produrre un ambiente caldo ma non troppo, che permettesse al calore di penetrare le fibre muscolari e, allo stesso tempo, consentisse il movimento e gli esercizi, senza controindicazioni per la salute.

Era questo che gli mancava. Ma come fare? La sua esperienza nel settore del riscaldamento domestico e nella creazione del clima ideale negli ambienti riscaldati lo indusse a cercare la soluzione nella natura: semplicemente, osservando il clima che più di ogni altro potesse fare al caso suo e che avesse gli ingredienti giusti per poterci stare tutto il tempo necessario al suo scopo, senza affaticare il corpo e senza disidratarlo (pelle inclusa). Analizzando i diversi climi che esistono in natura, capì, per esclusione, che l'unica soluzione veramente sensata era il clima tropicale: temperatura simile a quella corporea e umidità nella giusta proporzione.

Dal fisio-chinesiologo che lo aveva in cura aveva appreso che, nel suo caso, la causa principale dei dolori alla schiena risiedeva nell'accorciamento dei tendini che si dipartono dal bacino e dalla zona lombare, e nella scarsa resa dei muscoli interessati.

L'ambiente da ricreare doveva, quindi, avere i seguenti requisiti:

- temperatura non superiore a quella corporea;
- tasso di umidità come ai tropici;
- calore presente su tutta la schiena, compreso il bacino;
- temperatura costante, dai piedi alla testa;
- spazio indispensabile per eseguire gli esercizi consigliati dal fisio-chinesiologo.

Una bella sfida, anche perché le tecnologie a disposizione per creare calore erano la solita stufa elettrica della sauna e le lampade a infrarossi, tutte e due incompatibili e con un elevato tasso di umidità.

Inoltre, stare con la schiena a ridosso di una stufa equivale ad "arrostirla", mentre l'uso di lampade a infrarossi (incompatibili con l'acqua) non permette di ottenere una temperatura omogenea, oltre all'effetto negativo di disidratare la pelle con conseguenti arrossamenti. Furono gli innumerevoli test e prove per ricreare fedelmente il clima tropicale a portare la soluzione ideale. Schwarz giunse così a inventare speciali superfici riscaldanti costruite in fibra di carbonio, gli unici elementi capaci di emettere la giusta quantità di calore, di distribuirlo efficacemente sulla schiena, sul bacino e sul resto del corpo, in modo bilanciato e non aggressivo, senza disidratare la pelle.

L'aggiunta di un particolare evaporatore permetteva poi di trasformare l'acqua in vapore e di produrre la giusta umidità, il tutto posizionato in modo corretto all'interno di una cabina in legno naturale, per un ambiente asettico e senza chimica. Era riuscito a eliminare il clima secco e la temperatura troppo elevata della sauna e contemporaneamente ad abbassare verso un valore corretto l'eccessiva umidità del bagno turco.

Il risultato fu stupefacente: gli esercizi eseguiti in quel contesto climatico gli permisero, giorno dopo giorno, di migliorare effettivamente la risposta della muscolatura, di riportare alla normalità la funzione dei tendini e di ridurre drasticamente i dolori alla schiena. Cos'era successo? La combinazione del calore, prodotto dalle superfici riscaldanti in fibra di carbonio, con il vapore prodotto alla base della cabina, portava la temperatura intorno ai 33-35 gradi e l'umidità relativa fino al 90%.

Il calore riusciva a penetrare veramente in profondità nel tessuto muscolare, grazie a un aumento considerevole della microcircolazione, permettendo al contempo di sudare in modo rilassante e di eseguire gli esercizi senza fatica: aveva ottenuto il suo scopo nel migliore dei modi. Nel giro di pochi mesi, tornò a una vita praticamente normale e, dopo qualche anno, riprese perfino a sciare. Il suo sistema, inventato per scopi terapeutici, rimase sconosciuto per diverso tempo: Anton Schwarz lo sfruttava, infatti, unicamente a scopo personale per migliorare la propria salute.

Scelse anche il nome per identificare il suo sistema: *Hydrosoft*, per indicare i due ingredienti principali, acqua e calore soft.

Aveva creato la sua personale *Hydrosoft Private SPA*.

Ma questa è solo una parte della storia, che, a questo punto, diventa molto interessante se sei un albergatore o un conduttore di una qualsiasi struttura ricettiva. Ad un certo punto della sua vita, decise di acquistare alcuni hotel e di fare esperienza anche in quel settore: oggi ne possiede due, lo Sporthotel Olymp in Austria e il Tirolerhof a Merano, in Alto Adige.

Da esperto imprenditore e proprietario di un'importante azienda, attuò la prima cosa che assolutamente bisogna fare in un'attività: l'analisi dei numeri di bilancio e la valutazione oggettiva dei costi da sostenere per tenere in piedi in modo proficuo un hotel.

Con suo grande stupore e contro ogni aspettativa, scoprì una delle voci deficitarie più impattanti, soprattutto nel grande Sporthotel Olymp, in Austria. Si trattava della voce "wellness", che, nello specifico, era composta da un ambiente medio-grande, dedicato a sauna finlandese, bagno turco, cabina a infrarossi e piscina annessa. Il classico centro wellness di un hotel, con trattamenti di bellezza e di massaggi tonificanti. Un cliché.

I numeri lo mettevano davanti alla cruda verità: i costi per mantenere l'impianto wellness erano molto superiori al suo effettivo ritorno economico, tenendo conto della frequenza di utilizzo del centro.

"Ma come è possibile", si chiese, "che il tanto decantato wellness, così diffuso, vanto di tantissimi hotel, sia una voce deficitaria nel bilancio?"

Volle capire meglio e cercò sempre tra i numeri a disposizione, sia quelli della precedente gestione che quelli del suo primo esercizio.

Scoprì che, mediamente, solo un terzo degli ospiti frequentava come si deve il centro wellness, troppo poco per recuperare i costi. Energia elettrica, costi di riscaldamento, manutenzione, pulizia e sanificazione, personale, impiantisti esterni e assicurazione, impattavano in misura molto forte sulla spesa globale per mantenere funzionante il centro wellness.

Per rimettersi in pari, avrebbero dovuto frequentarlo tutti gli ospiti, in modo continuativo e quotidiano.

Ma perché tutto questo?

Intervistando i suoi ospiti, Anton Schwarz scoprì che solo i più determinati, quelli che non avevano alcun problema e nessun preconcetto utilizzavano volentieri il centro wellness. Ma erano troppo pochi. Tutti gli altri non ne approfittavano per diversi motivi, tra cui:

- non erano dei "saunisti";

- non gradivano eccessive temperature;

- non gradivano condividere con altri la sauna

- non si fidavano dell'igiene nel bagno turco;

- non si fidavano dell'igiene nella vasca idromassaggio

- avrebbero voluto più intimità, più quiete e più esclusività;

- non ci andavano per paura di micosi o altre malattie;

- scarsa sudorazione nella cabina a infrarossi, scottature

- non gradivano l'imposizione degli orari

Questi furono i principali fattori negativi che gli stessi ospiti denunciavano. Erano affiorati i principali elementi limitanti, purtroppo tipici del wellness tradizionale.

L'unico punto risolvibile poteva essere quello degli orari, ma tenere in funzione un centro wellness per ventiquattr'ore al giorno è un puro suicidio economico. Gli venne un'idea: e se gli ospiti avessero avuto a disposizione un wellness soddisfacente direttamente nella loro camera, come sarebbero andate le cose? Decise così di fare un test: prese il suo personale sistema *Hydrosoft*, costruì delle cabine piacevoli alla vista e le posizionò in alcune camere proponendole a un prezzo maggiorato rispetto a prima.

Era curioso di capire se sarebbe stato difficile venderle, di vedere l'effetto sugli ospiti e sul loro livello di soddisfazione. Proponendo queste camere come uniche nel loro genere, perché dotate di un wellness privato e piacevole per ogni tipo di esigenza, si trovò le camere prenotate senza alcuna difficoltà, anzi, gli parve di poterle vendere più facilmente delle altre.

Dopo qualche giorno di permanenza intervistò gli ospiti. Uno di loro gli parlò spontaneamente per dirgli che non aveva mai sperimentato un benessere così immediato, comodamente in camera sua.

I feedback erano unanimi: wellness disponibile in quindici minuti, sensazione molto piacevole già all'inizio della seduta, sudorazione abbondante e rilassante e, cosa apprezzata da tutti, fruibile in qualsiasi momento, senza limiti di tempo e senza dover uscire dalla propria camera. Il clima *Hydrosoft* nelle camere poteva dunque soddisfare anche le esigenze di quei due terzi degli ospiti, che, per vari motivi, non gradivano il centro wellness tradizionale.

Anzi, permetteva di elevare la categoria delle camere, alzare il prezzo in modo giusto e proporzionato e, cosa ancora più importante, aumentare la soddisfazione dell'ospite, fino a fidelizzarlo.

Iniziarono, appunto, le prenotazioni per la stagione successiva: i clienti stessi desideravano ripetere quell'esperienza, richiedendo specificatamente le camere dotate di wellness *Hydrosoft*.

Oggi, si può dire che tutte le camere negli hotel di Schwarz hanno al loro interno una cabina *Hydrosoft,* e che la maggior parte degli ospiti rappresenta quella fetta di utenti che non cerca solamente una camera per dormire, ma vuole un'esperienza di benessere in totale privacy. Nasce così una nuova categoria di camere, integrabile in qualsiasi struttura ricettiva.

E com'è la situazione nel tuo hotel? Se hai un centro wellness o anche una piccola area dedicata, quasi sicuramente avrai sperimentato le stesse problematiche. Parlando con centinaia di albergatori, ho riscontrato la medesima realtà evidenziata da Schwarz all'inizio della sua attività di albergatore, ma molti non avevano nemmeno considerato il problema, prima di analizzarlo con me.

Sempre più albergatori, una volta affrontato l'argomento, mi fanno capire che in generale i margini esentasse sono sempre più esigui e che spesso sono costretti a intervenire sui costi fissi, cercando di ridurli e sopravvivere nel migliore dei modi alla stagione.

Ma, così facendo, riducono i servizi, la qualità dell'offerta e del soggiorno, rischiando di fare più passi indietro che in avanti. Quello che ho visto e continuo a vedere svolgendo la mia professione è che la maggioranza degli hotel, degli alberghi, dei Garnì, e via discorrendo, hanno una struttura che naviga quasi a vista, senza una mirata e precisa strategia di posizionamento e di marketing, spesso basata sull'offerta delle varie piattaforme di vendita, come Booking e simili, in passiva attesa delle prenotazioni.

Ed è un peccato, perché ciò significa apparire su una "fredda" pagina online, dove il tuo potenziale ospite vede, in pochi secondi, anche tutti i tuoi concorrenti, i loro prezzi e i tuoi, decidendo con un click, senza conoscere bene la tua realtà, i tuoi plus, i tuoi elementi differenzianti (se li hai). È una sorta di "guerra dei prezzi" e di un loro appiattimento, in cui il tuo margine è già stabilito e ridotto dalla commissione che va al portale. Questa modalità, anche se molto comoda, rimane una delle cause che riducono i margini effettivi di una stagione alberghiera, con un andamento al ribasso, anno dopo anno.

L'esistenza stessa di questi portali permette a chiunque di scegliere e conoscere destinazioni in tutto il mondo, aumentando a dismisura la tua concorrenza, che non è più locale, ma globale. Nuove località attraggono turisti che, fino a pochi anni fa, non ne conoscevano nemmeno l'esistenza. Le diverse crisi, inclusa l'ultima dovuta alla pandemia di COVID-19, non hanno certo facilitato la situazione.

Ma come si spiega che gli hotel del signor Schwarz continuano a lavorare bene, anche in questo periodo così difficile? Cos'hanno di diverso da tantissimi altri hotel e alberghi?
Prendo come esempio il Tirolerhof, a Merano: un tre stelle, situato in una zona tra le meno ambite del territorio, a poca

distanza dallo stradone principale che porta in Val Venosta, mentre nei dintorni, ci sono centinaia di sistemazioni in location molto più attraenti, tranquillissime, con panorami mozzafiato e molto più sole. Eppure, il suo hotel è sempre pieno e, quando in tanti sono già chiusi a fine stagione, lui continua a lavorare ancora qualche settimana. Perché?

La prima cosa su cui Schwarz ha lavorato è far in modo che il suo hotel diventasse la scelta naturale dei suoi ospiti.

Ha tarato la sua offerta su tutte quelle persone che amano un mix di tranquillità e di benessere, integrando in modo fruttuoso il wellness in camera. Ha capito che il vero patrimonio della sua struttura è formato dalle camere: più sono performanti per gli ospiti, più ha la certezza di vendere bene i pernottamenti, indipendentemente dalla location, dal meteo e dalla stagione.

In pratica, ha individuato e scelto il suo target ideale, si è posizionato sul mercato con una precisa offerta. attira clienti di ogni nazionalità: tedeschi, italiani, svizzeri, dai paesi dell'est.... Capita anche il turista da oltreoceano.

Attira tutte quelle persone che hanno bisogno di rilassarsi, che cercano una fuga dalla vita quotidiana, che hanno qualche acciacco e vogliono ristabilirsi durante la permanenza, che hanno bisogno della loro oasi privata in camera (sia essa una suite o una normalissima doppia), e sono ben contente di trovare tutto questo pacchetto che garantisca la soddisfazione delle loro aspettative e dei loro desideri. Il wellness *Hydrosoft* gioca un ruolo determinante in tutto questo: senza questa componente, non sarebbe possibile attrarre e fidelizzare questo target di clienti.

Ma la cosa interessante è l'effetto di questa mossa, che ha consentito di elevare la categoria delle camere, senza stravolgerle e senza pesanti investimenti, facendo crescere in qualità l'immagine stessa di tutto l'hotel, rendendolo più attraente anche a persone che mai avrebbero cercato un wellness in camera, ma che lo scoprono casualmente, diventando clienti fidelizzati. Invece di affidarsi solamente a Booking, promuove se stesso con un marketing mirato esclusivamente a chi cerca un'esperienza veramente appagante e unica, che nessun altro nei dintorni può offrire, attirando tutte quelle persone che, pur molto diverse per estrazione sociale e mentalità, cercano la stessa soluzione.

In una sola parola, Schwarz ha creato sui suoi hotel un brand ormai solido, che si basa su un potente fattore differenziante: il wellness in camera con *Hydrosoft*. Il suo target è essenzialmente quello delle coppie, ma seguono anche gli sportivi e le famiglie, raggiungendo incrementi di fatturato e di margine consolidati nel tempo, grazie al wellness in camera. È chiaro che la cortesia, la qualità dei servizi, delle colazioni, della cucina, e via discorrendo, sono importanti e ben curati, ma questi sono elementi che bisognerebbe dare per scontati in una struttura ricettiva. Il turbo, quella ciliegina sulla torta che fa la vera differenza è la rivalutazione della camera in chiave di "oasi di benessere".

Questi risultati sono arrivati, nonostante Schwarz sia piuttosto all'antica e non sfrutti tutte le armi del marketing moderno, come le sinergie tra copywriting, cioè la scrittura persuasiva, e l'e-mail marketing, ma punti molto sul passaparola e sulla fidelizzazione. Ho preso questo esempio perché ho potuto conoscere di persona la realtà del Tirolerhof, con tanto di cifre e di storia degli ultimi anni. La cosa straordinaria è che posizionarsi in questo modo e differenziarsi con il "wellness in camera" utilizzando *Hydrosoft*, risulta una mossa vincente per ogni realtà ricettiva.

E il tuo hotel potrebbe beneficiarne?

Ad oggi, ci sono più di mille strutture alberghiere sparse nell'arco alpino, tra Svizzera, Austria, Germania e Italia, che hanno adottato la formula del "wellness in camera".

Partendo in un primo momento da alcune camere fino a realizzarne molte di più, le strutture sono tutte riuscite nell'intento di definire, in modo netto e chiaro, la propria differenziazione sul mercato, ognuna con i propri target di riferimento, abbracciando tutte quelle persone stanche della solita camera o suite, che cercano il nuovo e l'esclusività. Hanno avuto tutti il beneficio più importante: aumentare i pernottamenti e la loro rendita.

Con la difficile situazione di oggi non si può più andare avanti così, non è più il caso di fare la "guerra dei prezzi" e rivolgersi continuamente a chi cerca solo il pernottamento più conveniente.

Oggi, fatto cenno al mercato totale di riferimento, solo il 20-25% è rimasto veramente appetibile e fruttuoso.

Bisognerebbe, quindi, fare il contrario e aumentare la capacità di spesa del turista e dell'ospite, investire per un passaggio di categoria verso l'alto. Andare oltre la classica offerta locale, rivolgersi con il proprio marketing e la propria idea differenziante a questa fetta di mercato, che racchiude persone disposte a darti di più, a patto che trovino un'offerta migliore. Il vero trend è rappresentato dai clienti alto-spendenti, quelli che cercano un pernottamento il più diverso possibile dallo standard delle solite stelle, cercano la loro oasi personale, dove trovare pace e benessere, vivere un'esperienza possibilmente unica e appagante.

Ecco, questi sono gli ingredienti da offrire, semplicemente posizionando *Hydrosoft* nelle tue camere, iniziando così ad attirare quel genere di ospiti, che parleranno solo bene della tua struttura, di come abbiano vissuto nelle tue camere e di come si siano sentite bene dopo una seduta *Hydrosoft*, comodamente nel loro alloggio, gustando la massima privacy, lontano da rumori e promiscuità. Se non hai l'età di Schwarz, se sei delle generazioni successive, hai il grande vantaggio di saper sfruttare le giuste leve del marketing, quelle a risposta diretta, e far emergere la tua identità differenziante. Puoi interagire con i tuoi potenziali ospiti, quelli del tuo target, in modo da andare a toccare le loro emozioni e giustificare in modo razionale il fatto di scegliere la tua destinazione piuttosto che un'altra.

Ti basta rispondere a una semplice domanda e impostare il tuo marketing su questo: perché queste persone dovrebbero scegliere di muoversi da casa per pernottare da te, anziché in un'altra struttura, o non muoversi affatto? Se alle tue caratteristiche aggiungi il "wellness in camera", hai a disposizione un'arma efficacissima con cui sbaragliare la concorrenza, utilizzando elementi attrattivi che nessun altro può avere e che impattano fortemente sia sulle emozioni che sulla razionalità dei tuoi ospiti.

I suddetti elementi ti servono *in primis* per giustificare la scelta della tua struttura come ideale per i tuoi clienti, per giustificare positivamente il prezzo più elevato rispetto agli altri, per vendergli il benessere privato, che solo da te può trovare.

Ma perché con *Hydrosoft* vai sul sicuro?

Il concetto di "wellness in camera" funziona, prima di tutto, solo ed esclusivamente se piace e appaga tutte le persone che ospiti, e non solo una parte, indipendentemente dalla loro età, dalla condizione di salute, o dal fatto che siano "saunisti" o "non saunisti": deve entusiasmare veramente tutti, altrimenti non funziona. Non puoi permetterti di rischiare di avere ospiti che non apprezzano o che, addirittura, non utilizzano il sistema.

Immagina di posizionare in camera una sauna finlandese, una biosauna o un bagno turco: cosa succederebbe?

Temperature troppo elevate, tempi troppo lunghi per raggiungere la temperatura d'esercizio, lungo iter da seguire, tempi di recupero, spossatezza e calo di energia dopo la seduta. Sono i principali fattori demotivanti che inducono la maggioranza dei tuoi ospiti a non farne uso. E le persone con la pressione bassa, con patologie, quelle in età avanzata o i bambini? Ne stanno volentieri alla larga.

Perderesti una grande fetta di potenziali utilizzatori, facendo un buco nell'acqua. E la tua sicurezza e responsabilità nei confronti della salute dei tuoi ospiti? Cosa succede se qualcuno inizia a stare male o ad accusare sintomi da colpi di calore nella loro camera?

Per non parlare dei costi che devi sostenere per l'acquisto, per l'impiantistica e il montaggio, per l'eccessivo spazio che sei costretto a "rubare" alla camera, per i costi di manutenzione e di energia elettrica, che vanno a sperperare la tua cassa. Un bagno di sangue, un investimento che non può ripagarsi mai e che non ti porterà quei clienti fidelizzati ed entusiasti di cui hai sempre più bisogno, quelli che lasciano feedback positivi e invitanti, in modo da invogliare nuovi ospiti a venire da te.

Anche con la cabina a infrarossi rischi grosso: poco efficace per la sudorazione, causa disidratazione della pelle con possibili conseguenti scottature: un pessimo servizio per il tuo ospite. Perfino la vasca a idromassaggio non si sottrae da alcuni problemi: primo fra tutti, la difficoltà di sanificazione e il mantenimento dell'igiene, oltre ai costi non indifferenti di personale, uso e manutenzione. Immagina, ora, di posizionare invece una *Hydrosoft* nelle tue camere.

Già solo con questa mossa, escludi alla fonte tutti i problemi citati, e offri ai tuoi ospiti una vera e propria rivoluzione per il loro benessere: il clima tropicale che solo *Hydrosoft* sa riprodurre, con la sua temperatura "umana" e il suo vellutato calore vaporizzato soft, mette a proprio agio ed entusiasma davvero tutti, senza distinzioni. Pensa, puoi permetterti il lusso di accontentare ogni tipo di ospite e ogni target di persone col quale decidi di lavorare, diventi "family friendly" per attirare le famiglie con i loro bambini, le coppie, le donne che spesso soffrono di pressione bassa, gli anziani, i cardiopatici, e tutte quelle persone che, per i motivi che hai visto, non si sono mai avvicinate al mondo del wellness. Non ci sono controindicazioni.

Puoi convertire con successo tutti questi ospiti alla tua ricetta, oltre ai "saunisti": gli sportivi per esempio, o tutte le persone che amano il wellness e che possono scoprire da te una nuova dimensione inaspettatamente appagante. Ma puoi convincere veramente tutti, anche gli scettici, senza rischi e regalando salute, benessere nel fisico e nell'animo. È davvero impagabile. Puoi dare loro modo di vivere un'esperienza straordinaria nella loro camera, gustando al 100% la propria privacy, cosa unica che solo tu puoi offrire, un benessere vero, oltre ogni aspettativa.

La cosa più bella? Gli ospiti associano il loro "star bene", il loro ritrovato benessere e la loro speciale esperienza direttamente alla tua struttura, al tuo albergo, ai tuoi servizi, alla tua particolare identità: questo è veramente potente, perché eleva in modo forte la tua reputazione, l'immagine stessa della tua struttura, il tuo messaggio differenziante sul mercato, oltre a darti quel vantaggio indispensabile per distanziare la tua concorrenza diretta e indiretta. Inoltre, ed è fondamentale, una cabina *Hydrosoft* è facilmente posizionabile in una camera già esistente, in una nuova o da ristrutturare: ti bastano un metro quadro di spazio, una presa di corrente e due ore di tempo per il montaggio, nulla di più.

L'ospite se la gestisce da solo, non serve personale, in completa autonomia nella sua camera, togliendoti l'incombenza di pensarci. È pronta dopo soli quindici minuti di accensione, pensa che comodità e che novità; una volta dentro, l'utente è avvolto subito da un piacevole calore vaporizzato, inizia a sudare in modo naturale e non forzato.

Ci può stare tutto il tempo che desidera, senza alcuna controindicazione - togliendoti ogni responsabilità - e, a fine seduta, non è per nulla spossato come nella sauna, ma rilassato e con un pieno d'energia.

Il corpo ha immagazzinato calore, per cui la doccia che segue non sarà mai calda, serve solo per lavarsi e non per scaldarsi, quindi durerà molto meno di una normale: questo ti fa risparmiare fino a un 50% di acqua calda, abbassando i costi che devi sostenere per produrla. La cabina *Hydrosoft* si spegne da sola dopo sessanta minuti, togliendoti anche questo pensiero.

Nessuna manutenzione e nessuna preoccupazione da parte tua.
Ma quali sono i principali ingredienti che trasformano le tue camere in un'oasi speciale, unica, diversa dalle altre, e quali sono gli argomenti che puoi utilizzare nel tuo marketing rivolgendoti al tuo ospite?

Eccone alcuni:
• procura relax totale in inverno e in estate, nella massima privacy e intimità;
• rigenera dopo una giornata di lavoro e di sport, è energizzante;
• è un efficace *after sun* dopo una giornata al sole, con azione idratante
• ha effetto *anti-age* per la bellezza, grazie ad un'idratazione profonda della pelle, che diventa più elastica e luminosa, riducendo le rughe;

- depura grazie all'espulsione di tossine, chimica e acido lattico;

- lubrifica le articolazioni e risolve le contratture muscolari, attenua i dolori alla cervicale e alla schiena;

- fluidifica il sangue ed elasticizza vene e arterie, riducendo lo sforzo del cuore;

- idrata occhi e vie respiratorie, rinforza il sistema immunitario contro attacchi di batteri e virus.

Cosa può pensare una persona, in cerca di una sistemazione, quando le spieghi tutto questo?

Che reazione potrà avere, quando scopre la tua offerta così speciale, unica e profondamente diversa da tutte le altre disponibili sui portali?

Come vedi, hai a disposizione argomenti vincenti, che stimolano la sensibilità dell'ospite, che vanno a toccare in modo elegante la sfera della sua intimità e delle sue emozioni e potenziano la tua forza attrattiva, dando una spinta incredibile all'acquisizione non solo di clienti esigenti e abbienti, ma anche di tutti quelli che riconoscono in te un forte valore aggiunto.

Sono fattori che non si trovano nemmeno nelle SPA più gettonate, anzi, si trovano solo nelle camere del tuo hotel.

Sono promesse stupefacenti che puoi fare, e che puoi tranquillamente mantenere senza timore di essere smentito.

E se i tuoi ospiti ottengono i benefici elencati, che idea si faranno di te e della tua struttura? Cosa potranno raccontare ad amici e parenti? Cosa potranno scrivere nelle recensioni sul tuo sito o portale?

Come potrai notare, si tratta di una soluzione veramente unica.

I benefici che ti ho elencato sono quelli che ti permettono di prezzare le tue camere verso l'alto e di impostare il tuo marketing e i tuoi messaggi sui portali con più efficacia per attirare quei clienti alto-spendenti che vorresti intercettare. Ecco perché ti conviene investire, prima di tutto, sulle tue camere per renderle uniche e seducenti, sfruttando *Hydrosoft*. Per trovare la giusta maggiorazione dei tuoi prezzi, puoi fare come il signor Schwarz:

testare a seconda della stagione quale percentuale in più a persona funziona meglio.

Il range iniziale va da un 15% a un 25%, ma puoi andare tranquillamente oltre.

Devi solo provare e trovare il livello giusto, quello che gli ospiti sono disposti a dare in più. E' anche l'unico modo per individuare e definire il tuo listino corretto. Pensa al momento in cui viviamo: sempre più persone cercano benessere, vogliono stare bene, rigenerarsi e togliersi di torno lo stress e sono sempre più disposte a spendere, se quello che offri incontra le loro aspettative, o va addirittura oltre. Dai benefici di *Hydrosoft* avrai sicuramente capito che, in realtà, puoi attirare target diversi, a seconda della tua struttura.

Che il tuo hotel sia a indirizzo turistico, che sia al mare, in montagna, in pianura, in una città d'arte o con vocazione business, non importa quale pubblico tu voglia attirare: in ogni caso, hai sempre potenti argomenti da utilizzare a tuo vantaggio.

Ed è semplice: non devi stravolgere la tua struttura o fare grandi lavori, è il wellness in camera che si adatta alle tue esigenze.

Le oltre mille strutture che ti ho menzionato parlano da sole, sono la garanzia che "wellness in camera" con *Hydrosoft* funziona alla grande, in ogni contesto, anche il tuo.

Il montaggio di una cabina *Hydrosoft* avviene in un paio d'ore e tutto quello che serve è lo spazio di un metro quadro o poco più, oltre a una normalissima presa di corrente: questo ti dà la possibilità di posizionarla nelle camere in qualsiasi momento, senza dover aspettare la fine della stagione. Basta trovare il giusto momento e, senza perdere tempo, avrai riposizionato la camera a un livello superiore, al top della categoria.

Oltre al posizionamento in camera, che rimane la mossa più proficua e di successo, è possibile integrare il sistema *Hydrosoft* anche in altre situazioni. In *primis*, nella zona piscina, anche all'esterno: è incredibile l'esperienza che si prova con una nuotata dopo aver sudato nel clima tropicale. Come ritrovarsi in un attimo in un'isola in mezzo all'oceano.

Lo stesso Schwarz sfrutta questa esperienza straordinaria con i suoi ospiti, riscontrando, fin da subito, una rivalutazione della piscina stessa anche quando il meteo non lo permetterebbe.

La *Hydrosoft* è inoltre l'unica soluzione al mondo che permette di sudare anche con il costume da bagno: le basse temperature escludono, a priori, sgradevoli odori o rilasci di sostanze, tipici delle fibre sintetiche alle alte temperature nei bagni turchi e nelle saune.

Nella zona wellness che già possiedi, con una *Hydrosoft* a due posti per la coppia, o con versioni fino a dieci posti, con ante specchiate che proteggono da sguardi indiscreti per garantire la totale privacy, puoi attirare e recuperare nel tuo centro tutte quelle persone che, per i motivi già visti, in una spa non andrebbero mai. Puoi, così, incentivare l'uso della piscina interna e la vendita degli eventuali pacchetti di bellezza e di massaggi che offri.

È un buon modo per rivalutare il tuo centro wellness e migliorarne la resa in termini economici.

Le apposite versioni outdoor, da due fino a venti posti, attirano i tuoi ospiti nel giardino e negli spazi esterni che vengono rivalutati, soprattutto se metti a disposizione aree relax.

Queste versioni sono un'interessantissima novità anche per i villaggi turistici e i campeggi: tutti gli ospiti possono accedervi, godere del clima tropicale, comodamente in costume, ad ogni ora della giornata, da soli o in compagnia. Faccio presente che il consumo d'energia è veramente bassissimo, tale da consentire orari di accesso lunghi, del tutto impensabili con il wellness tradizionale.

Tabella comparativa:

In questa tabella puoi vedere, in un colpo d'occhio, come stanno le cose in termini di wellness e come il clima tropicale di *Hydrosoft* sia insuperabile sotto molti punti di vista:

Fattori per una sudorazione sana e naturale	HYDROSOFT Pryvate SPA	Sauna finlandese	Bio sauna	Bagno turco	Cabina a infrarossi
Temperatura C°	27-32	90	60	45-55	45
Umidità %	80-90	5	60	100	15-30
Irraggiamento soft	Sì 1.3	No 1:0,1	No 1:1	Si 1:2	No 1:0,75
Clima tropicale	Si	Clima non esistente in natura	Clima non esistente in natura	Clima non esistente in natura	Clima desertico
Calore soft nella schiena	Sì	SI	SI	Parziale	No
Calore soft nel bacino	Sì	SI	Parziale	Parziale	No
Ripetibile ogni giorno o più volte al giorno	Sì	NO	NO	NO	Pericoloso Disidrata la pelle
Piacevole per ogni persona	Sì	NO	NO	NO	NO
Basso consumo di energia	Sì 1,6 KW	NO Dai 4,5 KW in su	NO 4 KW	NO 4,5 KW	2,5 KW
Manutenzione minima	Sì	NO	NO	NO	SI

Fattori vincenti per l'albergo	HYDROSOFT Pryvate SPA	Sauna finlandese	Bio sauna	Bagno turco	Cabina a infrarossi
Fidelizzazione degli ospiti con wellness in camera	SI	NO	NO	NO	NO
Ritorno veloce dell'investimento nell'albergo	SI In 270 pernottamenti	NO Più di dieci anni	NO Più di dieci anni	NO Più di dieci anni	NO Più di dieci anni
Aumento costante dei pernottamenti	SI	NO	NO	NO	NO
Aumento dei margini	SI Sempre	NO Deficitario	NO Deficitario	NO Deficitario	NO Deficitario
Personale dedicato	NO	SI	SI	SI	NO
Posizionamento unico sul mercato	SI	NO	NO	NO	NO
Migliore immagine della struttura	SI	NO	NO	NO	NO
Marketing vincente	SI	NO	NO	NO	NO
Entusiasma gli ospiti Recensioni Top	SI	NO	NO	NO	NO
Seduta in costume	SI	NO	NO	NO	SI

RIEPILOGO DEL CAPITOLO 4:

• SEGRETO n.1: Il concetto di "wellness in camera" è nato dall'esigenza del suo inventore di risolvere i propri problemi di salute, in particolare alla schiena.

• SEGRETO n.2: L'intuizione, per realizzare un wellness sicuro ed efficace, è stata quella di copiare dalla natura: ricreare fedelmente il clima tropicale all'interno di una cabina ed eliminare alla fonte tutti i limiti della sauna e del bagno turco.

• SEGRETO n.3: L'effetto combinato di calore e vapore, dosati nella giusta proporzione, sono l'unico modo per garantire una piacevole e sana sudorazione, accessibile a chiunque, in modo sicuro e senza alcuna controindicazione.

• SEGRETO n.4: Oggi, il wellness in camera con *Hydrosoft* è un'arma vincente per tutti gli albergatori e conduttori di strutture ricettive: eleva immediatamente la categoria delle camere, consente di aumentare i pernottamenti e la loro resa, attira ospiti alto-spendenti e li fidelizza.

• SEGRETO n.5: Nell'albergo, innalza fortemente la tua reputazione, l'immagine stessa della tua struttura, il tuo messaggio differenziante sul mercato, oltre a darti quel vantaggio indispensabile a distanziare la concorrenza.

Capitolo 5:
Come ottenere il massimo beneficio con *Hydrosoft*

Nel creare la cabina *Hydrosoft*, l'inventore ha fatto qualcosa di veramente geniale. È come se avesse messo nel frullatore una sauna finlandese e un bagno turco, per ottenerne un mix perfetto, mantenendo i pregi di entrambi i sistemi ed eliminandone alla radice i difetti.

Hai presente il primo capitolo, dove ti ho parlato del mondo della sudorazione, dei suoi meccanismi e degli effetti sulla salute?
E il secondo, dove ho cercato di descrivere l'importanza delle condizioni climatiche e di quanto influiscano sul nostro benessere e stato d'animo? Bene, tutto, ma proprio tutto quello che hai letto lo trovi condensato nella cabina *Hydrosoft* e nel suo funzionamento, in un concentrato di leggi naturali che regolano la termodinamica e i climi sulla Terra.

Ma non solo: è anche un concentrato di effetti positivi sulla tua salute, perché prende il meglio della sauna e del bagno turco portando il tutto a un livello superiore, dove gli altri sistemi non possono arrivare. È l'unico sistema al mondo che ti permette il lusso di sfruttare appieno tutti i benefici della sudorazione, che, per essere incisivi sulla tua salute, richiedono un'adeguata frequenza. Serve a ben poco una sola seduta al mese, da questo punto di vista. Puoi gustare la tua *Hydrosoft* ogni volta che vuoi, anche ogni giorno o più volte al giorno, senza alcun problema, anzi.

L'inventore è riuscito a creare un sistema per sudare nel pieno rispetto della nostra natura e fisiologia, del nostro comportamento e delle nostre reazioni al calore e all'umidità, eliminando una volta per tutte il clima secco e le temperature elevate della sauna e l'umidità eccessiva del bagno turco, introducendo le dinamiche del clima tropicale, così come avviene in natura. Dentro una cabina *Hydrosoft* trovi anche il terzo capitolo: tutta la storia del wellness, la ricerca continua e atavica dell'uomo verso condizioni di benessere, per migliorare la sua vita e la sua salute.

Hydrosoft è un marchio registrato e dà il nome alla linea produttiva all'interno dell'azienda fondata dal suo inventore, sulla spinta dei positivi test effettuati nelle camere dei suoi hotel.

Oggi è un'azienda in forte sviluppo, sana e ben organizzata, con tassi di crescita sul fatturato intorno al 20% annuo, con la missione di rendere disponibili gli effetti positivi sulla salute, comodamente nelle case dei privati, e di mettere in mano agli albergatori un'arma efficace per elevare la categoria delle loro camere.

Ma com'è fatta una cabina *Hydrosoft*?

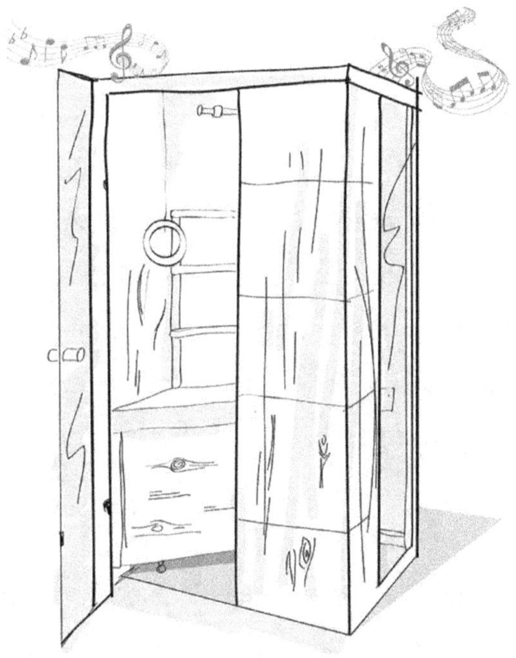

Avrei centinaia d'immagini di cabine integrate nelle camere degli alberghi e nelle abitazioni, ma per motivi di spazio non posso utilizzarle nel libro. Anche perché esistono decine di modelli e varianti. Posso, però, utilizzare questo schizzo che rappresenta sotto forma di vignetta uno dei modelli più in voga, grazie alle sue dimensioni compatte e allo spazio generoso al suo interno.

Partirei dalla vera componente tecnologica, quella che fa la grande differenza nel produrre calore: le superfici scaldanti brevettate. L'inventore è giunto a questa soluzione dopo aver sperimentato con insuccesso le lampade a infrarossi. Devi sapere che queste sono costituite da uno stelo riscaldato elettricamente fino a 250 gradi per poter trasferire calore al suo rivestimento esterno in ceramica. L'effetto è un irraggiamento unidirezionale nella fascia dell'infrarosso e va a colpire la parte del corpo che si trova di fronte.

Purtroppo, il risultato che ottenne fu deludente: l'irraggiamento era troppo forte per la pelle, che subiva disidratazione causando pericolosi arrossamenti, fattori che limitavano troppo i tempi della seduta. Si verificava un eccesso di calore concentrato su una superficie piccola e circoscritta, come quella dello stelo, e questo impediva di ottenere un'equa distribuzione del calore, sia sulla superficie della pelle che nell'intero ambiente della cabina.

Inoltre, la misurazione del campo magnetico prodotto dalle lampade a infrarossi, dava valori troppo elevati e dannosi per la salute (energia fino a 900 milliwatt per lampada).

Un ricercatore studioso di radioattività e specializzato nella misurazione del campo infrarosso, amico di Schwarz, consigliava di stare alla larga dalle lampade, a causa della loro comprovata pericolosità se utilizzate a scopo di wellness nello spazio di una cabina. Per questi motivi, Anton arrivò a ideare pannelli scaldanti che potessero distribuire il calore su una superficie molto più ampia e abbondante, di gran lunga superiore a quella delle lampade, quasi un metro quadro, e ottenere così una distribuzione uniforme del calore, con effetto soft e salutare.

Le superfici scaldanti sono rivestite da uno speciale strato in fibra di carbonio capace di tarare l'irraggiamento su valori bassi e non nocivi, dove ogni millimetro quadrato apporta la stessa quantità di calore. La cosa fantastica è che, con questa tecnologia, non serve tutta la corrente elettrica richiesta dalle lampade a infrarossi, e men che meno quella di una sauna. Ne basta una quantità infinitesimale, assorbendo meno di un ferro da stiro, a tutto vantaggio dei consumi ridotti e del campo magnetico talmente basso da risultare innocuo per la salute, visto che si utilizzano appena 100 milliwatt d'energia.

I pannelli hi-tech in fibra di carbonio si dipartono dal pavimento della cabina e giungono all'altezza della nuca, consentendo così di garantire il giusto apporto di calore all'altezza del bacino, lungo tutta la schiena e sulla zona cervicale. La loro forma ergonomica e leggermente arrotondata ne aumenta l'efficacia, per un effetto avvolgente. Sono tutti dettagli che portano al risultato voluto: riscaldare il nostro corpo in profondità, in modo piacevole, eliminando alla fonte il pericolo di scottature della pelle. E questo è il principale motivo per cui si sta comodamente seduti e non sdraiati.

Anche perché la posizione orizzontale può rivelarsi non idonea per persone sensibili, in quanto, a parità di temperatura, provoca un aumento del ritmo cardiaco. La posizione seduta elimina del tutto questo problema. Le superfici scaldanti lavorano in coppia, una dietro la schiena e una sul lato opposto, non presentano alcun pericolo al tatto, in quanto non superano mai i 40 gradi, anche i bambini possono toccarle senza scottarsi. Dietro ogni superficie scaldante si nasconde una struttura concepita per favorire il movimento termico all'interno della cabina.

Il classico "effetto camino", che crea un impercettibile ma continuo moto convettivo, assicura un bilanciamento della temperatura interna e un costante ricambio dell'aria. Questo è fondamentale per assicurare la stessa temperatura, sia ai piedi come alla testa, e garantire il massimo comfort anche per persone ipersensibili al calore. Questa soluzione garantisce un leggero ricambio d'aria anche da spenta, evita lo stagnamento dell'umidità e il formarsi di muffe.

La cabina *Hydrosoft* è realizzata facendo uso di molti componenti, quasi 100, tutti progettati non solo per garantire l'effetto descritto, ma anche per durare nel tempo, visto che deve servire per tutta una vita. Il legno scelto è sempre naturale, non trattato e traspirante; può essere in abete rosso o in cirmolo.

Questo permette anche ai progettisti di utilizzare sia il legno a vista, sia rivestimenti a scelta, e integrare le cabine nei propri contesti di design. Oltre all'aspetto esteriore in legno naturale, sono disponibili tutte le tinte RAL, a partire dall'elegante bianco laccato.

Una scelta che non pone limiti: è possibile realizzare cabine dall'estetica personalizzata e posizionarle in qualsiasi tipo di ambiente e atmosfera. La seduta e le griglie d'appoggio per la schiena sono realizzate in legno trattato appositamente per conferirgli impermeabilità all'acqua e al sudore. Così, non potranno mai formarsi cattivi odori e si semplifica la pulizia: basta passare con un panno leggermente umido e senza detergenti e ritrovare tutto perfettamente pulito al successivo utilizzo. Il vapore al suo interno provvede alla sanificazione, fungendo da igienizzante.

Anche il pavimento è appositamente realizzato in materiale sintetico, per facilitarne la pulizia ed evitare il formarsi di cattivi odori nel tempo. Ho avuto modo di fare delle sedute in diversi alberghi, entrando in cabine funzionanti da più di quindici anni, trovandole completamente inodori e perfettamente sanificate.

Nella parte superiore è prevista l'illuminazione per la cromoterapia, con la possibilità di impostare diverse tonalità di luce, a seconda dello stato d'animo e dell'atmosfera in cui si vuole stare.

Sotto la seduta si trova integrato l'evaporatore, componente fondamentale per riprodurre il clima tropicale. È munito di un piccolo recipiente da caricare con acqua distillata, generalmente una volta alla settimana.

Questa scelta evita l'onere di un qualsiasi allacciamento idrico, oltre a consentire la produzione di vapore neutro e senza depositi. L'evaporatore dispone di un piccolo alloggiamento dedicato agli oli essenziali: ne bastano alcune gocce e il vapore le diffonde in tutta la cabina, per una dolce aromaterapia e un efficace aerosol. Allo scopo, possono essere utilizzati anche diversi tipi di erbe selezionate, già preparate sotto forma di miscele, a seconda dei gusti o delle finalità.

Condivido volentieri la mia esperienza: come anticipato nell'introduzione del libro, soffro di dolori alla cervicale da molto tempo. Pare che il mio problema dipenda dal disallineamento dell'atlante, la prima vertebra cervicale famosa per essere identificata con C1.

Nessuno mi ha mai saputo dire se fosse causato da un trauma, da difetti posturali o dal fatto che passo troppo tempo in macchina; fatto sta che, per anni, ho sofferto di attacchi periodici più o meno intensi.

A volte trovavo un po' di sollievo distendendomi al buio, in silenzio, e massaggiandomi le tempie. Controvoglia, ero costretto ad assumere ibuprofene per mitigare sia la nausea che il mal di testa. Il disallineamento dell'atlante andava a comprimere il nervo vago, che è quello cranico, il più lungo e anche il più importante del sistema nervoso parasimpatico. Questa compressione causava, a sua volta, una spiacevole sensazione di nausea. Dopo aver sentito diversi pareri ed essermi sottoposto a manipolazioni fisioterapiche, mi sono reso conto che il problema non è facilmente risolvibile.

Qualcuno mi ha perfino proposto di riallineare l'atlante con interventi manipolatori, ma questa ipotesi non mi ha mai convinto. Ci sono pareri troppo discordanti in materia.

Da quando invece sono riuscito a portarmi a casa la più piccola delle cabine *Hydrosoft* nello spazio prima occupato dalla vasca da bagno, ho iniziato a seguire le indicazioni di Schwarz, facendo i giusti movimenti di rotazione, lavorando sul torace tramite gli anelli ginnici che sono uno degli accessori in dotazione alla cabina e facendo esercizi di decompressione delle vertebre, il tutto, ovviamente, sfruttando il calore vaporizzato all'interno della cabina stessa.

L'attenuazione del dolore e del fastidio mi hanno fatto ben sperare. Già dalle prime sedute, potevo riscontrare qualche miglioramento e con il passare del tempo, notavo una diminuzione nella frequenza degli attacchi, gli episodi si stavano lentamente diluendo.

Alle prime parvenze di un episodio in arrivo, mi immergevo appena possibile nel clima *Hydrosoft*. Nel giro di alcuni mesi sono effettivamente riuscito a limitare l'insorgenza dei dolori e, ora, dopo qualche anno, posso dire di avere solo sporadici episodi e di lieve entità.

Ho eliminato da subito l'assunzione di ibuprofene, che, tra l'altro, non è nemmeno a buon mercato e, in un lasso di tempo accettabilmente breve, sono riuscito a migliorare la qualità della mia vita. Il piacevole calore, grazie alla sinergia del vapore e dell'elevata umidità, riesce a penetrare veramente in profondità, stimola in modo efficace la microcircolazione e la quantità di ossigeno trasportata dal sangue, rende i tessuti e le fibre muscolari molto più morbide e raggiunge le ossa e tutte le cartilagini.

Questo calore soft agisce come un lubrificante nelle articolazioni, rende i movimenti e gli esercizi molto più fluidi ed elastici, rispetto a una condizione normale. È in questo contesto che aumenta l'efficacia degli esercizi, perché si riesce a muovere e mobilizzare ogni parte interessata tramite l'esercizio mirato, *in primis* per ciò che riguarda le vertebre e tutte le articolazioni. Favorisce infatti l'azione del liquido sinoviale, che svolge un ruolo fondamentale nella protezione delle giunture ossee, oltre a fungere da lubrificante, riducendo la frizione tra ossa e cartilagini.

Normalmente sfrutto due o tre sedute alla settimana prima di coricarmi, un modo straordinario per rilassarmi e migliorare la qualità del sonno. È solo sul mio esempio che la famiglia mi ha seguito; del resto, lo scetticismo iniziale è pur sempre comprensibile. Mia moglie riesce a mitigare i suoi dolori dovuti alla spondilite, dolori di forma reumatica che compaiono soprattutto d'inverno, e si concede qualche seduta nei picchi di stress lavorativo. A mia figlia diciottenne, non interessa molto sudare e non accusa certo gli acciacchi degli adulti.

Lei sfrutta il calore soft delle superfici scaldanti, escludendo il vapore: in questo modo, senza dover per forza sudare, riesce a sciogliere le eventuali contratture, dovute agli allenamenti quotidiani sulle piste di ghiaccio o a scaldare i muscoli prima degli esercizi di stretching. Col senno di poi, posso tranquillamente sostenere di aver fatto uno dei migliori investimenti di sempre. Avere a portata di mano tutto questo, quando voglio e comodamente a casa mia, apporta un valore impareggiabile, avendolo a disposizione per tutta la vita. I benefici della sudorazione sono frutto di un processo, basato sulle sedute effettuate con una certa frequenza nel tempo, così come avviene in tutte le discipline volte ad ottenere risultati.

Vediamo ora insieme quali sono i principali benefici che puoi avere con la tua personale *Hydrosoft Private SPA*:

- Relax:

Questa è la prima reazione, il primo effetto che senti quando stai facendo una seduta *Hydrosoft*. Le condizioni climatiche dentro la cabina sono tali da non alterare né il tuo respiro né il tuo battito cardiaco. È una sensazione di immediata piacevolezza e di rilassamento, ci si lascia andare, coccolati e avvolti da un calore amico, soft e piacevole.

Il tuo corpo non è sulla difensiva come sarebbe in un altro tipo di wellness, al contrario, è in una condizione di puro relax ed equilibrio. Ecco perché una seduta fatta al ritorno dal lavoro e dopo una giornata faticosa, toglie efficacemente la carica di stress accumulato e ti fa gustare un momento d'evasione, d'intimità, di pace con te stessa o te stesso, tutto per te, un momento di svago e uno scacciapensieri. Stacchi semplicemente la spina una volta a casa e ti godi un momento piacevole in tutti i sensi. Questo perché il calore, in combinazione con il vapore rivitalizzante, rilassa tantissimo i nervi e riduce la tensione. Il bello è che puoi avere a disposizione questo bellissimo ed efficace antistress per tutto l'anno, non solo d'inverno e nelle mezze stagioni, ma anche in estate.

- Effetto *anti-age*

Mentre stai in *Hydrosoft*, la grande quantità d'acqua presente nell'aria esercita una potente azione idratante sulla pelle.

È il clima ideale per allargare al massimo i pori e favorire la sudorazione, in modo del tutto naturale. Le ghiandole sudoripare possono, quindi, funzionare al meglio e garantire una sana e copiosa sudorazione. Acqua e sudore sono due componenti che fanno miracoli insieme: costituiscono una potente emulsione, rafforzata dall'ormone dermicidina, e formano una perfetta "crema di bellezza". La pelle è molto reattiva e diventa setosa, elastica e vitale. I solchi delle rughe, soprattutto quelle del viso, perdono in profondità e appaiono meno visibili, regalando alla pelle un aspetto più giovane.

• Lubrifica le vie respiratorie

È una diretta conseguenza del calore vaporizzato: le vie respiratorie si lubrificano, le mucose si rivitalizzano riprendendo appieno la loro funzione, a tutto vantaggio di una sana respirazione e di un rafforzamento delle difese contro attacchi esterni.

È un toccasana per la gola e per il naso, quando si ritrovano disidratati dall'aria troppo secca degli ambienti riscaldati o climatizzati (vedi secondo capitolo, dove parlo proprio di questo).

Riportare le vie respiratorie nella condizione di lubrificazione ottimale significa dare un consistente aiuto al tuo fisico a combattere più efficacemente i continui attacchi da parte di batteri e virus, visto che la loro propagazione è tanto più facile quanto più è secca l'aria che respiriamo.

Ho visto il placarsi di attacchi di allergia in diverse persone, bambini compresi, una volta immersi nel clima *Hydrosoft*, tanto da non starnutire più e fermare la lacrimazione: il vapore mitiga l'effetto di pulviscolo e pollini, proprio perché ricco d'acqua, con un'azione lenitiva sulle superfici respiratorie. Stesso effetto su occhi e capelli, una vera cura idratante e lenitiva.

- È un efficace *after sun*

Una seduta *Hydrosoft*, regolata a una temperatura di soli 30 gradi e con 90% di umidità, è in grado di portare sollievo a leggere scottature dovute ad eccessiva insolazione e favorisce, al contempo, l'eliminazione dei residui chimici delle creme protettive, rimasti sulla pelle. Quest'ultima può quindi assorbire tutta l'acqua di cui ha bisogno per rigenerarsi e per portarsi in una situazione di equilibrio idrico.

- Effetto depurativo

Hai presente gli effetti della sudorazione che hai potuto leggere nel primo capitolo? *Hydrosoft* ti permette di ottenerli tutti, senza affaticare il tuo organismo. Per prima cosa, l'effetto depurativo dagli scarti del metabolismo, da tossine, da chimica e veleni, che il corpo altrimenti non espellerebbe, lasciandoli in circolo.

È una delle funzioni più importanti per rafforzare il tuo sistema immunitario e per guadagnare in salute.

Ai primi sintomi da raffreddamento, di influenza o di raffreddore, puoi fare una serie di sedute preventive e dare al tuo fisico la possibilità di reagire meglio agli attacchi di forme virali.

Per quanto mi riguarda, sono sempre stato soggetto ad ammalarmi di influenza, puntualmente in autunno e verso febbraio. Negli ultimi tre anni, grazie alle mie sedute preventive, ho subito una sola influenza, tra l'altro con febbre molto attenuata.

E se anche tu ti abitui a fare almeno due sedute alla settimana, avrai già potenziato le tue forze di autoguarigione, diventando più reattivo agli attacchi virali esterni.

• Dopo lo sport

Durante lo sforzo muscolare e quando il metabolismo aerobico non riesce più a soddisfare le richieste energetiche per il lavoro fisico, si assiste alla produzione di acido lattico, una sostanza tossica per le cellule che provoca il cosiddetto "affaticamento muscolare".

Il fegato è il principale organo capace di trasformare gran parte dell'acido lattico in glucosio, ma la parte residua rimane nei tessuti muscolari interessati e nel circolo ematico.

La seduta *Hydrosoft*, eseguita in fase di riposo e con il suo effetto rilassante sul corpo, contribuisce a eliminare l'acido lattico in eccesso grazie a una copiosa sudorazione, potenziando la fase di ripresa e di rigenerazione dopo l'attività sportiva.

Detto in parole povere, elimina la stanchezza muscolare e rivitalizza, da un punto di vista energetico, tutto il corpo.

Fare una seduta *Hydrosoft*, dopo una qualsiasi attività sportiva o di lavoro pesante, significa, quindi, dare un grosso aiuto alle proprie capacità di ripresa, oltre a favorire l'effetto del riposo e del recupero.

Anche nel mio caso è stato veramente sorprendente sperimentare come una seduta *Hydrosoft* possa diminuire i miei tempi di recupero, specie dopo una lunga escursione o un'intensa pedalata in bicicletta. Soprattutto in estate, quando l'aria è spesso troppo secca rispetto alla temperatura, le vie respiratorie, gli occhi e la pelle del viso subiscono uno stress non indifferente. Se già all'inizio della seduta *Hydrosoft* sento l'effetto rigenerante del calore vaporizzato, è alla fine della sudorazione e dopo una doccia tiepida che mi sento veramente rivitalizzato, e ritrovo gran parte delle energie perdute.

- Effetto decontratturante

Il calore benefico di *Hydrosoft* stimola in modo vigoroso la microcircolazione, quella meravigliosa funzione che, attraverso la nostra interminabile rete capillare, fa incontrare il circolo arterioso con quello venoso. La sua funzione principale è di portare ossigeno e nutrienti ai nostri tessuti e organi, decontaminandoli, allontanando tossine e prodotti di scarto. La contrattura si verifica quando il tessuto muscolare subisce un eccessivo carico, oltre il suo limite di sopportazione. È riscontrabile, oltre che dal fastidio o dal dolore, anche da un aumento di volume del muscolo interessato e da un'aumentata rigidità.

La tensione e la sensazione di rigidità possono essere alleviati in modo efficace con il calore vaporizzato di *Hydrosoft*, grazie al miglior afflusso di sangue che scioglie le fibre muscolari, da mantenere a riposo per qualche giorno.
Il clima *Hydrosoft* velocizza questo processo in modo naturale e aiuta tutti gli sportivi a recuperare più velocemente rispetto ad altri rimedi. Una volta rilassata la tensione muscolare è più facile effettuare esercizi di stretching mirati.

- Effetto lenitivo sui dolori articolari

Se sei affetto da dolori cervicali, dolori alla schiena, alle articolazioni o da altri di origine reumatica, sei nel posto giusto.
Il freddo li accentua, il caldo li attenua.

La combinazione unica del calore vaporizzato e degli esercizi dedicati che puoi eseguire all'interno della cabina ti permette di sbloccare e ravvivare i tessuti muscolari interessati e di lubrificare le articolazioni. Riattivando la corretta funzione muscolare e il movimento articolare, diventa più facile migliorare la propria situazione e diminuire, progressivamente, i dolori. Come ho già raccontato, io ne sono testimone, avendo provato l'effetto lenitivo sulla mia cervicale.

● Metti il turbo alla tua *Hydrosoft*
Sicuramente conosci Sebastian Kneipp, l'abate che visse nel 1.800 e che fondò la filosofia Kneipp, l'idroterapia basata sull'utilizzo dell'acqua fredda per curare diverse patologie.

Le sue conoscenze ed esperienze gli permisero di curare innumerevoli pazienti, grazie anche alla capacità di sfruttare gli effetti curativi di erbe e piante, di cui era grande esperto e conoscitore. Bisogna tra l'altro tener presente che, ai tempi, non esistevano ancora gli antibiotici. Ma forse non sai che Kneipp utilizzava spesso gli effetti della sudorazione per rinforzare i malati e per aumentare la loro capacità di autoguarigione.

Fu veramente un caso quando il signor Schwarz, trovandosi nella biblioteca di Monaco, trovò una lettera di Kneipp, scritta di suo pugno e dimenticata da tanto tempo, nella quale descrisse il suo originale metodo per indurre i pazienti a sudare e simulare lo stato febbrile, raccontando dei successi ottenuti con questo metodo su tante persone.

Funzionava così: metteva a sedere il paziente su una sedia con la seduta forata, al di sotto della quale poneva un secchio pieno d'acqua, appena fatta bollire con erbe selezionate, dopo di che avvolgeva la persona con una coperta. Con questo trattamento, che poteva durare dai 15 ai 20 minuti, Kneipp riusciva a migliorare notevolmente le condizioni di salute del paziente inducendolo a sudare in presenza di infezioni urinarie, dolori ai reni, dolori reumatici e altri disturbi. Quello che sorprese Schwarz, inventore di *Hydrosoft*, fu che, nella sua cabina, aveva già tutto pronto per proporre lo stesso trattamento in un modo più moderno e comodo: l'evaporatore - il vecchio secchio di acqua bollente - era alloggiato proprio sotto la seduta.

Nacque, così, come accessorio, la "seduta energizzante Kneipp": la stessa panca *Hydrosoft* viene dotata di un'apertura ergonomica direttamente sotto il bacino, in una versione più moderna e perfezionata.

Il suo effetto è proprio come quello del turbo al motore, solo che in questo caso si mette il turbo al calore vaporizzato, che agisce direttamente sul pavimento pelvico, intensificando l'effetto della sana microcircolazione in tutti gli organi dell'addome, vescica compresa, apportando calore anche alle vertebre della zona lombare. Un toccasana per stomaco e intestino, per una migliorata digestione e per una migliore evacuazione.

Oltre a favorire la vasodilatazione, enfatizza pure il flusso energetico nella sfera addominale e influisce positivamente sul valore del testosterone nell'uomo. L'effetto di questo flusso è di diffondere maggiormente il calore in tutto il corpo, dando un'ulteriore spinta alla sudorazione.
Proprio nella zona del bacino hanno origine gran parte delle malattie e dei dolori alla schiena, ed è proprio qui che la seduta

energizzante Kneipp esercita una vera e propria termoterapia, simile a quella descritta da Kneipp stesso più di un secolo fa.

Il calore benefico agisce su prostata, vescica, reni, intestino, utero, schiena, sul sistema nervoso centrale e sul nervo sciatico.

La panca è munita di un regolo facilmente accessibile anche da seduti e permette di direzionare il vapore in modo mirato anche nella zona anteriore, per raggiungere efficacemente le vie respiratorie, i bronchi e la pelle di torace e viso, favorendo un ottimale effetto inalatorio e liberatorio, accompagnato da una piacevole sensazione di sollievo.

- Effetto decongestionante sui vasi sanguigni

Questo è l'effetto più nascosto perché non direttamente visibile, ma non per questo meno importante, anzi: per me, riveste un'importanza cruciale, a tutto vantaggio della mia futura salute, così come lo è sicuramente anche per te e per tantissime persone.

Seduta dopo seduta, la potente forza benefica del calore vaporizzato fa un vero e proprio miracolo.

Potendo agire in profondità ed entrare in ogni parte del corpo, anche la più minuta, riesce ad influire sull'elasticità di tutti i vasi sanguigni, dalle arterie alle vene, fino al più infinitesimale capillare.

Nel tempo, vene e arterie sono soggette ad ispessimento e perdita di elasticità, a causa di molti fattori legati all'alimentazione scorretta, allo scarso movimento attivo, all'inquinamento e al clima in cui viviamo. Ispessimento e rigidità causano una diminuzione del flusso sanguigno, a danno dell'ossigenazione e dell'apporto di sostanze nutritive nelle zone periferiche del corpo. Con il passare degli anni, e marcatamente in età avanzata, il rischio di complicazioni e di malattie è esponenziale e la conseguenza più devastante sono le forme di aterosclerosi.

L'azione elasticizzante del calore vaporizzato è un'arma potente per scongiurare il peggio, per fluidificare il sangue e ridurre lo sforzo del cuore. Questi fattori inducono anche una "pulizia" dei vasi sanguigni, migliorando nettamente la salute globale. Ecco perché quest'effetto è uno dei miei preferiti: è il miglior investimento che io abbia fatto per gli anni a venire, per una prevenzione unica, naturale ed efficace.

● Accessori per il fitness

Hydrosoft è anche l'unico wellness che consente di eseguire esercizi per il tuo fitness, stando contemporaneamente immersi nel clima tropicale. Questo aumenta l'efficacia dei movimenti, a tutto vantaggio dei risultati.

Gli anelli fitness, rigorosamente in legno e incorporati nella cabina, ti aiutano in diverse situazioni.

Posizione relax: da seduto e inanellando le braccia, fai in modo che i gomiti si appoggino alla base interna di ogni anello, lasciandoti andare e rimanendo fermo per tutto il tempo che desideri. Gomiti e spalle sono più o meno alla stessa altezza.

Questa semplicissima posizione scarica tutto il peso da collo e spalle e, con l'aiuto del calore vaporizzato, distende tutta la muscolatura del dorso, del collo in particolare, del rachide cervicale e delle spalle (trapezio), irrorandola con un'aumentata microcircolazione e riducendo, man mano, la sua rigidità e la tipica tensione in quest'area del corpo. Il risultato è un rilassamento di muscoli e nervi, per un maggiore piacere e relax.

Mentre nel wellness tradizionale la sudorazione comporta affaticamento e stress fisico, la sudorazione *Hydrosoft* è davvero piacevole in ogni sua fase. È questo importante dettaglio che ti permette di sfruttare semplici movimenti ginnici, approfittando di un corpo già riscaldato e, quindi, molto più reattivo agli stimoli fisici. Il tutto in una rilassata atmosfera ideale per depurazione, mitigazione dei dolori e rinforzo muscolare. Tutto con un'unica soluzione e con un duplice effetto: il calore *Hydrosoft* ammorbidisce e scioglie.

Gli esercizi agli anelli fitness vanno a interessare tutta la zona toracica, dal bacino alla testa, con un effetto terapeutico sulle fibre muscolari irrigidite e accorciate. Diversi esercizi mirati, semplicissimi per tutti, ristabiliscono e rinforzano lo stato muscolare e articolare, attraverso vari tipi di movimenti verticali e orizzontali, rotazioni del busto e del collo, estensioni del torace, delle braccia e delle spalle.

● Sostegni per le trazioni

Si tratta di due speciali pomoli in legno da posizionare ai lati della seduta e su cui far perno con le braccia, mentre i piedi rimangono appoggiati sulla pedana anteriore. Questa posizione solleva il bacino dalla panca e scarica tutto il peso dalla colonna vertebrale, soprattutto dalle vertebre lombari. Una semplice ginnastica, eseguita ruotando le ginocchia alternativamente verso sinistra e verso destra, andando a disegnare un "otto", sblocca le vertebre, aumenta lo spazio intervertebrale e stimola l'afflusso del liquido sinoviale. Diminuisce quindi considerevolmente l'attrito articolare, permettendo alle vertebre di muoversi in un ambiente morbido, elasticizzando e allungando i tendini interessati.

Aumenta il flusso energetico e sinoviale e rinforza la muscolatura della schiena, del bacino e dei glutei. La riattivazione della muscolatura lungo tutta la schiena favorisce anche il riallineamento della postura, soprattutto quando si tende a piegarsi in avanti camminando. Tutti questi concetti sono applicabili anche al Synomobile, l'attrezzo munito di pedali, agganciato direttamente sulla parete attrezzata della *Hydrosoft*: il movimento passivo, senza sforzo, agisce in sintonia con il calore vaporizzato, per riattivare le articolazioni inferiori, soprattutto le ginocchia e le caviglie, e stimolando l'apporto di nutrienti alle cartilagini interessate.

Posizionando l'accessorio in alto, si ottiene lo stesso effetto per braccia, spalle e polsi. Pedalare in modo passivo nel clima tropicale allena il cuore senza sforzo, con un'azione benefica per tutto l'apparato circolatorio, rivelandosi anche un toccasana per le il gonfiore alle gambe.

La cabina *Hydrosoft* è unica anche sotto altri aspetti: mentre la utilizzi, oltre a passare il tempo con gli esercizi, puoi dedicarti alla lettura, anche se fai uso di occhiali o di lenti a contatto. Grazie alle basse temperature è veramente impossibile surriscaldare la montatura degli occhiali; anelli e catenine non sono assolutamente un problema. Anche le lenti a contatto non subiscono alcuna alterazione e si possono usare tranquillamente. Chi vuole, può farsi compagnia con un tablet o con lo smartphone: anche a me capita di utilizzarli durante la seduta per rispondere alle e-mail o per ascoltare musica, senza aver mai procurato danni agli oggetti tecnologici.

Sono molte ormai le persone che hanno la fortuna di possedere una *Hydrosoft* nelle loro case, in camera, in bagno, e a volte perfino in sala e in cucina: tutti, ma veramente tutti, ne traggono benefici, a seconda della loro condizione di salute o della loro esigenza di relax e antistress.

Ogni modello *Hydrosoft* è concepito per dare la possibilità a chiunque ne abbia capacità e voglia di montarla da soli (come i mobili Ikea, ad esempio), risparmiando l'intervento dei montatori. Le istruzioni sono dettagliate e il montaggio abbastanza semplice. Allo stesso modo si può smontare, se l'esigenza è quella di cambiare ambiente e destinazione, senza sottostare a vincoli.

Ancora un particolare: la cabina *Hydrosoft* è un investimento per tutta la vita: per questo, sei protetto da una garanzia straordinaria, che copre per ben dieci anni il suo cuore tecnologico, ossia le superfici scaldanti in fibra di carbonio.

RIEPILOGO DEL CAPITOLO 5:

- SEGRETO n.1: *Hydrosoft* è un concentrato di effetti positivi sulla tua salute, perché combina il meglio della sauna e del bagno turco, portando il tutto a un livello superiore, dove gli altri sistemi non possono arrivare.

- SEGRETO n.2: Le lampade a infrarossi non sono in grado di stimolare una copiosa sudorazione, disidratano la pelle e costringono a sedute brevi, per non incorrere in spiacevoli scottature.

- SEGRETO n.3: Le superfici brevettate in fibra di carbonio permettono un irraggiamento soft e omogeneo, senza disidratare la pelle e senza creare campi magnetici dannosi.

- SEGRETO n.4: La filosofia *Hydrosoft* ti regala ogni giorno e ogni volta che lo desideri il massimo relax e antistress, un effetto *anti-age* e *after sun*, un'ottimale lubrificazione delle vie respiratorie, un effetto depurativo, uno decontratturante per la muscolatura, uno lenitivo contro dolori alle articolazioni e uno elasticizzante sui vasi sanguigni. Il tutto comodamente a casa tua e in poco tempo.

• SEGRETO n.5: È l'unico wellness in cui poter effettuare esercizi fisioterapici, con effetti curativi, lenitivi e antistress.

Conclusione

Sapere che ti sei preso del tempo per leggere fino in fondo questo libro è per me una grande soddisfazione. Non essendo uno scrittore, mi sono deciso a scrivere come se ti parlassi amichevolmente davanti a un caffè, per farti entrare nel mondo del wellness in un modo inconsueto e regalarti tutta la mia esperienza, condividere con te le cose che ho imparato e sperimentato sul "wellness in camera".

Ora sai che questo sistema, unico al mondo e un po' sconosciuto in Italia (ma ancora per poco), ti può davvero aiutare a migliorare e preservare i beni più preziosi che hai: il tuo benessere interiore e la tua salute, per tutta la vita.

E, cosa non da poco, lo puoi posizionare dove vuoi nella tua casa e sfruttarlo come e quando lo desideri, in breve tempo e in piena sicurezza e privacy. Ti permette il lusso di vivere in piena sintonia con *mens sana in corpore sano*, giorno dopo giorno, per tutto l'anno e in ogni stagione.

È un investimento per il presente e soprattutto per il futuro, per regalarti una vita sana e serena.

Nei due ultimi capitoli ho voluto parlare anche a te, albergatore: ora sai che puoi avere una carta fantastica da giocare a tutto vantaggio della tua attività di imprenditore. Puoi finalmente investire in modo sicuro nelle tue camere, il tuo bene più prezioso in assoluto, per elevare al massimo la loro categoria e la loro resa, trasformandole in sole due ore di montaggio in un'oasi unica ed esclusiva per i tuoi ospiti.

Disponi di una soluzione ottimale per rafforzare la tua immagine e incrementare i tuoi guadagni in modo sostenibile e duraturo negli anni. Soprattutto per te, si rivela un investimento astuto e intelligente, dal ritorno economico sicuro e straordinariamente veloce.

In conclusione, che sia posizionata comodamente entro le pareti domestiche o che sia integrata nelle camere degli alberghi, *Hydrosoft* rappresenta l'investimento vincente sotto moltissimi punti di vista.

Se ti è piaciuto questo libro e hai piacere di entrare in contatto con me, scrivi direttamente a paul.gutmann@hydrosoft-wellness.com, la mia email personale, per lasciare i tuoi contatti preferiti. Possiamo interagire per approfondire l'argomento in base alle tue esigenze, analizzare tutti gli aspetti sulla tecnologia, la salute, la fattibilità, gli ingombri e le formule economiche che più si adattano a te, oltre a segnalarti strutture dove pernottare e sperimentare l'esperienza *Hydrosoft* in tutta tranquillità e privacy.

E, visto che hai dedicato del tempo per leggere il mio libro, voglio premiarti e riservarti un trattamento speciale. Inviami il Codice Promo sottostante, potrai scegliere e prenotare la tua Hydrosoft a condizioni di favore.

Codice: Wellness in Camera WK63

Ti auguro ogni bene.
Alla tua salute e al tuo benessere.

Paul Gutmann